植牙前 必須知道 的12件事

增訂版

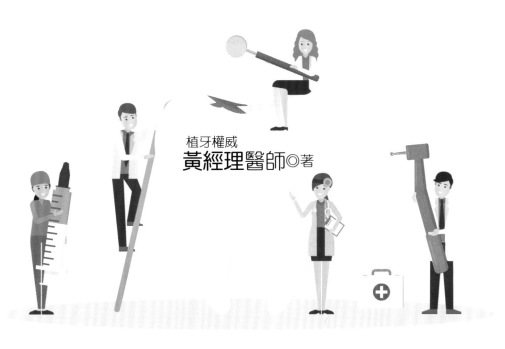

植牙權威
黃經理醫師◎著

醫師的專業，朋友的親切

面對醫療，多數人都是緊張伴隨著慌張，尤其面對滿街的牙醫診所，往往不知所措，無從得知哪一間診所的醫師最好。

黃醫師投身醫界19年以來，不是單單只將焦點放在醫療上，他總是將病患的感受列為最重要的事，這麼具同理心的醫師，面對病患的問題，他總能以最淺顯易懂的比喻，解除病患的疑慮，讓其放心接受治療。

最具同理心的牙醫師

治療不僅僅是醫術而已，在現代以「量」為主流的醫療環境之下，病患的感受不被重視，通常牙醫師很常在不了解病患的問題時就開始進行治療，在一無所知的情況下，往往就加深了病患的惶恐和焦慮感。而黃醫師總是細心解說，讓病患在完全了解自己目前狀態下接受治療，增強病患信心，也解除病患的疑慮與不安。

滿腹智慧與哲學

不同於其他醫師，黃醫師願意花兩年時間，放棄執業的收益，到國外進修，而不選擇進修及執業可同時進行的國內短期進修，有其堅持、智慧與哲學，這點從其看診時的熱情就能完全感受到。

其實，最好是病患也需具備基本的醫療知識，才能了解如何預防或配合治療。我極力推薦每個家庭都要擁有這本書，它是不可或缺的家庭牙醫寶典，讓您可以輕易理解醫療知識，並且在日常生活中實際運用。

綠心藥品生化科技有限公司總經理 陳安誠

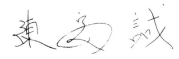

在人生的旅程上，我一直是個跳脫傳統規範的人，總是不按牌理出牌，總是活在世俗既定的框架外。

小學入學時，考上錄取率很低、人人稱羨的音樂班，主修小提琴，副修鋼琴，雖然後來因為志向的改變轉到一般的班級，卻也練就了雙手彈指間的心精手巧，在日後的手術中，擁有更多的手感及敏銳度。

記得在我大四那年的夏天，有一位瑞典醫師來我們附設醫院幫患者進行植牙手術，那一天，手術室裡擠滿了主治醫師、住院醫師等很多觀摩者，整個醫院萬人空巷，我只能拎著凳子，默默的站在遠方，用我的雙眼，見證了生命中第一次植牙手術。

那時候，植牙技術在台灣的牙科醫療中，處於相對保守且尚未成熟的階段，從醫學院的學生到醫師教授，甚至是牙科材料廠商，對於植牙這個領域仍在似懂非懂的摸索學步期，植牙完成那天，主治醫師把假牙安裝好後，我看見原本患者臉上沒什麼精神、鬱鬱寡歡的神情，竟然再度充滿生命力，綻出有如重生般的笑容，她從沮喪、失望，到現在所有結果都高於她的期望，我告訴自已：我要為每位患者解決別人不能解決的問題，讓他們不再為牙齒的毛病犧牲了想要的生活品質及生命方向。

古人說得好：謀定而後動。立定目標後，我開始逐夢踏實，決定隻身前往美國紐約學習植牙，紐約大學的好是眾所皆知，尤其是由美國東岸最富盛名的植牙大師Dr. Dennis Tarnow所領導的植牙部，他延攬了眾多在牙科界知名的大師級人物，包括假牙設計權威Dr. Steven Chu、口腔外科權威Dr. Stephen Wallace、牙周病手術權感Dr. Nicaolas Elian，很幸運的，我能加入這個部門，與世界各地優秀的牙醫師一同接受專業的訓練。

在美國求學三年期間，是我學習生涯中最充實的一段時光。美式教育幫助我學習獨立思考，正面且勇於接受新挑戰；另一方面，也發揮了中

國人深沉、博大、淳樸的精神，我常做別人不願意做的事，我關心別人不願意接的病患，或許是因為這樣的個性，教授們特別照顧我，讓我有更多時間與機會在手術室及研究室參與病例，在紐約大學，我一共有超過200位患者，每個手術、每個假牙製作，都是一步一步跟著這些大師級教授們一起完成的，除此之外，也感謝在紐約大學一同挑燈夜戰度過無數夜晚的戰友們：李建逸醫師、許榮庭醫師、廖經世醫師、周德菲醫師、Dr. Matzunaka（松中）、Dr. Tabourian，在這個文化大熔爐中，我淬煉出越來越純熟的手術技術，琢磨出越來越精準的假牙設計能力。

我從紐約大學深造到回國開業這14年來，所有患者常見的植牙問題，全都濃縮在這本書中，希望藉由這本書，讓大家更多認識及接受人工植牙，也希望對大家有所幫助。

常常有人問我，全台灣有6783間牙科診所（截自2013年9月底的統計數字），《商業周刊》更有一期內文直指：牙科診所的數量直逼超商家數！牙醫師這麼多，請問你的價值是什麼？我回答：大部份的病例，約有80%都是一般簡單的case，一般的醫師大都能完成這些手術，想當然爾，剩下的20%是相對困難甚至棘手，是一般醫師無法解決的，而我的價值就在於，我能近乎完美的解決這些高難度的病例，而且結果都高於患者原本的期望！我樂於且專門解決別人不能解決的問題，這就是我的價值。

選擇黃經理，就是選擇安心，如果閱畢後，您還存有任何疑慮，非常歡迎您來診所親自與我溝通，或許會有您意想不到的收穫，現在讓我們一起進入植牙的世界吧！

此書獻給

我的父親

我的母親

伴我一生的Suni

一群無敵可愛的小寶貝們

以及黃經理植牙聯盟的所有團隊醫師及護理人員

一同分享這份榮耀

黃經理

Contents

Contents

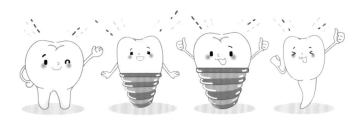

Contents

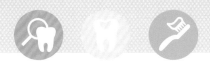

第13章

植牙成功個案這樣說 / 143

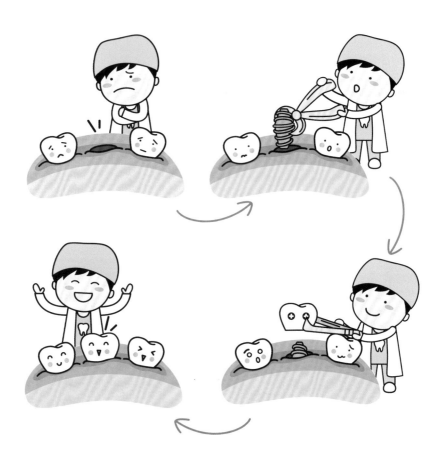

Everybody，一起進入植牙的世界吧！

1

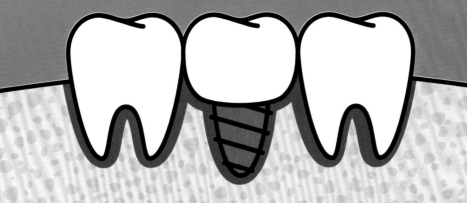

Part 1
人工植牙的原理

　　自然牙齒的牙根藉由牙周韌帶與齒槽骨緊密相連，能有效將咬肌施予牙齒的咀嚼力量傳導至上、下顎骨。所以，健康的牙齒、齒槽骨及咀嚼肌群配合起來運作，才能發揮最佳的力量去咬穿或磨碎堅硬的食物。不過當面臨缺牙（或是沒有牙根）的時候，就會缺乏力量傳至顎骨，牙齒也就失去了應有的咀嚼功能。為解決此問題，傳統的作法是將缺牙區兩旁的牙齒磨小後，再架上牙橋，利用兩旁健康的牙根來承受力量。

　　由於人工植牙設計成自然牙齒的外觀，讓缺牙患者治療後可擁有自然牙齒的美觀、質感，也可重新展開自信的笑容。現代植牙的方式則是利用不與人體產生排斥反應的金屬，將之置入缺牙區域的顎骨中，利用「骨整合的原理」，使得置入的金屬植體與人體骨質間達到穩定後，再利用金屬植體外接支柱物並製作假牙。

🦷 單顆植牙原理

　　傳統的植牙方式，最先應用於全口上、下無牙的病患，但是當牙齒拔除後齒槽骨也會漸漸被吸收，造成傳統假牙在美觀及功能上越來越難讓病患滿意。此外，再掉了或拔除1顆牙齒之後，要製作假牙時，傳統治療方法必須將兩邊的牙齒磨小，再套上3顆連在一起的牙橋。但如果患者缺牙兩側的牙齒是完整的牙齒，牙醫師就非常不建議將其完整的牙齒磨小，加上現今人工植牙的成功率已高達99%以上，「單顆人工植牙」技術對許多患者而言，是一種可靠且有效的治療選擇。

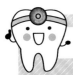

認識Dr. Branemark

　　1960年左右，瑞典一位骨科醫師Branemark，在研究骨頭癒合的實驗中，無意間發現鈦金屬可與骨組織緊密結合，而不會受到組織排斥。也就是説，成骨細胞喜歡鈦金屬貼附其上，同時會分泌鈣化。當兩者緊密結合在一起的時候，稱之為達成「骨整合（osseointegration）」。

　　Branemark醫師將此重大發現應用於牙醫學上，利用與骨組織能緊密結合的鈦金屬支柱當作人工牙根，上頭再接上假牙，如此一來，便可承受與自然牙一樣的咬合力量，為惱人的缺牙問題提供了一個完美的解決方法。

　　此一骨整合觀念的開展，的確是牙醫史上一個重大的革命與突破，更直接影響了牙醫師在臨床上治療計畫的擬定，並讓深受缺牙苦惱的牙病患者帶來莫大希望。

　　「單顆人工植牙」治療原理是將人工牙根植入齒槽骨中，取代失去的自然牙根，加上「單顆人工植牙」技術不像傳統牙橋，不需要磨損鄰牙做支撐，因此可以避免對鄰牙的傷害。

　　所謂「單顆人工植牙」，是將每顆牙齒單顆分開做，對缺牙患者而言，不僅可以回復每顆牙單獨咀嚼的功能，又可以保護鄰牙完整，持久耐用，且不會蛀牙。隨著缺牙時間的長短，齒槽骨會有不同程度的吸收，如果因為長期缺牙而導致頰

側齒槽骨嚴重吸收，在做植牙治療計畫時，醫師可以利用補骨手術來改善骨頭的條件，使得「單顆人工植牙」達到最好的功能與美觀。

多顆植牙原理

當口腔內區域因外傷或多顆蛀牙嚴重，導致缺少兩顆以上牙齒的情況，加上病患不想做區域性活動假牙時，多顆植牙可以提供缺牙區假牙的支台齒，方便製作固定式假牙，讓缺牙區恢復美觀及咀嚼功能，並能減少缺牙區齒槽骨的吸收。

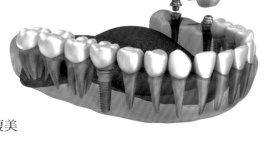

但缺牙如果太多，無法採取固定牙橋作義齒，只能選擇活動假牙或人工植牙。若缺牙數量超過2顆以上，或是牙齒中間有間隔缺牙，則牙橋會搭得很長，長時間受力不平均，就會產生蹺蹺板情形，導致牙齒鬆脫，進而引起蛀牙，且會使得牙橋搖晃，假牙上的瓷粉也會脫落，長期耐用性不高，多不超過8～10年。所以多顆缺牙不建議使用長牙橋，應改做人工植牙。

植牙搭配活動假牙之原理

針對缺牙多的人，如果有經濟上的考量，可以採用活動假牙的方式；如果經濟狀況良好，則可以考慮人工植牙。活動假牙優點是價格較便宜，但咬合力較差，無法咬硬物，而且會因有異物感而覺得不舒服，有時甚至會在說話時鬆脫而掉出來。人工植牙價格較貴，不過咬合力較佳，可達自然牙齒的八成以上，在日常生活、咀嚼食物、與人溝通上都沒有太大問

題，且美觀。

　　如果患者本身齒槽骨條件不足，少量的人工牙根也可用來支撐活動假牙，提供比傳統活動假牙較好的穩固性與咀嚼力量，而且傳統的牙橋需要將前後牙齒修磨變小才能裝戴，人工植牙則不必破壞真牙，便能製作固定假牙。

　　此外，傳統全口活動假牙有點類似「吸盤作用」，是將整個上顎牢牢封死，以防掉下來，所以通常很大一片，甚至延伸至牙床後面軟顎處；剛配戴的患者常會覺得噁心想吐、說話「大舌頭」、吃東西沒有味道，或是假牙邊緣刮破牙肉黏膜造成疼痛不適等狀況。現在改良後的活動假牙則以「半固定式假牙」為主，其固著力來自於植體，而非傳統的「吸盤作用」，所以假牙的體積可以縮小，中間可開窗，且不用整個蓋住牙齒，配戴過的患者

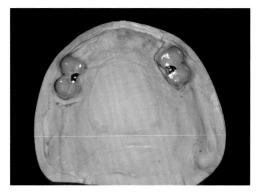

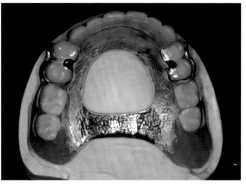

都發現其舒適性好很多，說話不再大舌頭，吃東西時也多了很多樂趣。

Part 2
植牙醫師之學歷、經歷及訓練背景

　　美國是全球現代醫學的重鎮，對於醫療專業人士的養成相當嚴格；因此，台灣有許多牙醫系畢業或已經有專科執照的牙科醫師，仍不遠千里到美國修習最先進的植牙技術，期盼學成後回國服務，可以加速國內植牙醫療服務的普及與進步，讓台灣民眾不出國也能輕鬆享有世界級的植牙醫療服務。

　　除了大型醫療醫院的牙科門診外，走訪大街小巷也常見標榜植牙專科的地區型診所，由此看出，目前會做植牙的牙醫師眾多，且其所出示之學歷、經歷等證書名目包括：「植牙專科碩士證書」、「植牙專科訓練證書」等，相信一般民眾都無法分辨這些證書的差別，那又怎麼能正確地做出選擇呢？

🦷 植牙醫師的區分標準

　　以作者為例，即是美國紐約大學人工植牙專科醫師暨生物材料學碩士，在具有大學學歷並經過甄選入學後，還需經過3～4年的修業與實習，此訓練包含論文導讀、植牙假牙製作、實際操作外國患者等項目，都必須在教授指導下完成手術過程並予以計分，最後通過正式評鑑，才能取得

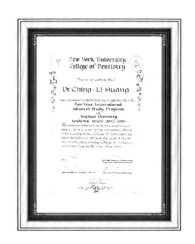

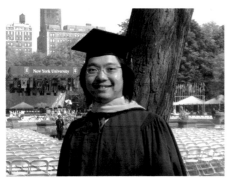
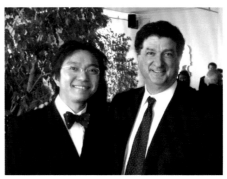

「人工植牙專科醫師」的資格及碩士學位。目前，同時取得紐約大學植牙專科醫師資格以及碩士學歷的人，全球僅約兩百人。（統計至2014年）

除了正規三年制的人工植牙學系碩士班，紐約大學也開設了在職教育的短期植牙訓練課程，提供給一般牙科醫師在職進修，其訓練時間約為兩周。台灣大部分的植牙醫師大多經過這類短期進修，來取得植牙專業的訓練；因為受訓時間較短，課程規劃較不完整，也沒有在美國真正臨床操作的實務經驗，使得實際經驗較為不足。

此外，目前「中華民國口腔植體學會」也是牙科醫師首選認證的學會，該學會對於會員的篩選較為嚴謹，因此專科醫師取得會員資格較為困難。若為學會的一員，即可自在遊走於許多牙醫類學會，可以說「中華民國口腔植體學會」是一張很漂亮的通行證。

綜合以上說明，民眾其實可以透過醫師的專業證書種類，分辨出哪些是真正經過長期植牙專科養成訓練的醫師，因為這些醫師必定較專精於植牙醫療的技術；因此，植牙必須找植牙碩士、植牙專科醫師，對療程及結果會較有保障。

由於植牙治療需要動刀進行侵入性手術，加上龐大的治療費用，患者難免會在術前猶豫不決，拖久了又擔心缺牙所造成的併發症。其實，只要選對專業的植牙團隊，可讓植牙變得事半功倍；所以，尋找經過長期專業訓練的植牙專科醫師，才是更安心的選擇。

Part 3
選擇合適的植牙診所

植牙除了要選對專科醫師，此外，診所的環境、設備也很重要。

🦷 基本設備應齊全

在環境方面，一般牙科診所都配有必備的環口X光設備，做為蛀牙和牙周病的檢測；若有民眾需要進行更安全的植牙手術，則至少還要配有全口X光攝影、甚至是3D斷層掃描等更多的術前診斷依據，提供牙醫師更充份的患者資訊。

3D斷層掃描是健保不給付的檢查項目，自費約3000～5000元左右，但可做出較為精確的術前檢查與手術規劃，其實是相當值得的投資。雖然現在很多廠商會提供設備租借或是跟刀助手，但患者還是應挑選具備自有植牙設備的診所，而且設備最好擁有兩套以上，可以隨時替換備用，以便能應付治療過程中的不時之需。

🦷 環境衛生很重要

此外，牙醫診所的「衛生條件」也很重要。若室內裝潢如同五星級飯店，但其衛生條件卻不夠周延乾淨，對患者沒有任何保障，甚至可能造成植牙過程中最可怕的手術感染。所以，診所的植牙區域務必做好感染控管，最好是有單獨設置的無菌室，如此才能降低感染機率，提高植牙的成功率。

另外，給病患一人一套醫療器械，可以免除交叉感染的危機，這個環節應視為牙醫診所的基本配置。坊間目前有流傳一些不肖的牙醫診所，每看完一名患者就用酒精和碘酒隨便擦拭器械以示「消毒」。試想，若前一位患者有牙周病或愛滋病，身為下一位患者的您保障在哪裡？！

在掛號看診之前，大家還是要張大眼睛，仔細觀察診所的作業方式和環境設備，才能保障自身的安全與消費權益。

專業的牙醫助理

牙醫助理就像醫師的左右手，能在最短的時間內協助醫師順暢的完成治療，對於牙醫助理的教育訓練，診所也應不遺餘力，所以想要植牙絕對不能忽略這部分的重要性。

雖然這的確是植牙過程中非常重要的一環，但現在的患者大多只重視執行醫師的植牙技術與經驗，其實診所整體的環境、設備及牙醫助理訓練，都是相當重要的部分。選對完整又專業的植牙團隊，才能獲得從諮詢到整個治療過程最佳的治療效果哦！

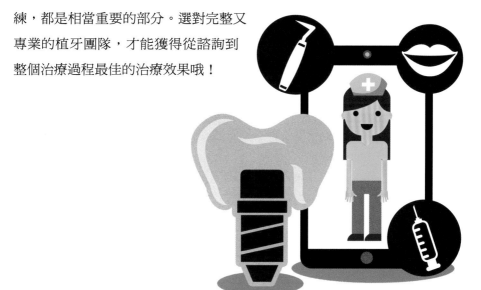

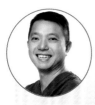 黃醫師的叮嚀：

❶ 一旦需拔除牙齒，醫師會根據患者的口腔狀況，進行一系列植牙前狀況評估，並拍攝全口X光片（部分牙醫診所備有3D電腦斷層攝影，可提供醫師更詳細的檢查評估），可提高植牙成功率。

❷ 決定植牙並且確定手術時間，簽署手術同意書，了解醫師所提供的植牙保固與術後服務，包括定期回診追蹤，其評估前至手術完成後，約需6～9個月的時間。

❸ 植牙所需費用因人而異，因此植牙前一定要審慎評估，選擇專業醫師才有保障。

❹ 植牙並非萬靈丹，術後口腔清潔與牙齒保健還是相當重要；若疏於口腔的清潔與保養，可能會導致植體周圍出現發炎等現象。

❺ 植牙後除了定期回診追蹤，讓專業醫師進行保固與術後服務外，自我的口腔清潔與保養亦是維持牙齒健康的不二法門。

植牙前
為什麼要了解自己
的口腔X光片？

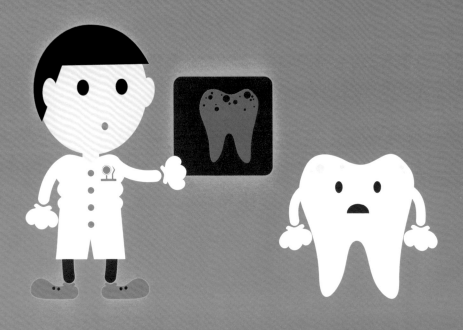

　　一百年前，在德國物理學家威廉‧康拉德‧崙琴發現X光的兩個月之內，牙醫師就曾嘗試將X光應用於牙科的診斷上，由此可見，牙醫師是多麼需要X光這種能看穿牙齒骨骼的「第三隻眼」來判讀牙齒或骨頭內以肉眼無法看出的病徵，以作適當的治療。

　　X光或多或少會對人體造成傷害，是其弊；藉X光上顯示的病變作適當的治療可減輕病人的痛苦，是其利。但在絕大部份情況下，牙醫師所使用的X光絕對是利多於弊。

　　雖說口腔X光片是牙醫的第三隻眼睛，但提到X光還是讓許多患者緊張，擔心對身體有危害。其實不同於身體其他部位的X光，牙科X光照射範圍非常小，而且機器內部配有特殊光過濾片，對人體的輻射量微乎其微，就如同在夏威夷沙灘享受幾分鐘的陽光浴。

　　但有些患者會問：以前沒有X光診斷的時候，不也一樣可以治牙和拔牙嗎？對此，牙科醫師表示，傳統用肉眼來診斷與治療，其實就因為缺乏專業儀器，失敗與錯誤的機率相對較高；現在有了口內X光的儀器應用，的確將牙科的診斷和治療提升到一個新的水準，許多肉眼無法看到的牙齒問題，都會完整的呈現在X光影像中，一目了然。

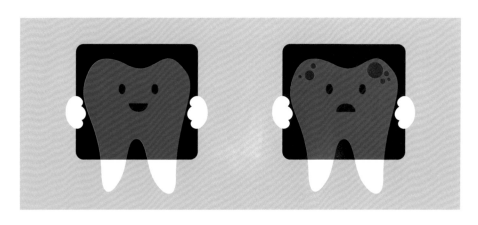

Part 1
X光片

牙科X光片根據拍攝方法和位置的不同，分為口內和口外X光。常用口內X光有牙間隙片（Bite-Wing），和牙根尖片（Perio-apical）；而牙間隙片是最常應用的早期鄰牙間隙齲齒診斷手段，牙根尖片則會顯示牙根尖病變，多在根管治療之前、中間和之後必拍，是診斷的重要依據。若牙醫師只看X光片就進行植牙，在無法看清神經位置及骨頭的狀況下，很容易會打到神經或大血管，就像怪手在挖馬路，不知道會挖到什麼意外，所以也稱為「瞎子植牙法」。

一般的牙醫師需要對牙齒做深入觀察時，以往都是採拍攝平面的傳統全口X光，當時的牙科X光攝影可是一項重要的診斷工具。牙醫師能藉此清楚地了解患者的牙齒顎骨內部情況。一般口腔檢查無法做到透視牙齒及齒槽骨的功能，而X光診斷即可就此做完整檢查，視患者病情做不同的X光照攝。X光攝影除了有助於診治外，亦可做為牙醫師評估日後牙齒變化的依據。

在牙科診療的臨床上，約有30％～40％的蛀牙需要X光才能觀察出來，遇有根管治療，每顆牙齒治療從開始到結束，至少需2～3張X光片，而牙周病的治療需要全口14～21張X光片，矯正及大型口腔外科手術則需照大張的頭部照片，甚至有些植牙還必須用到斷層攝影。所以，為了幫助醫師可以精確診斷及方便治療，手術前拍攝牙科X光片是很必要的。

牙科 X光的輻射劑量有多少？會致癌嗎？

牙科單齒X光攝影每次所接受的輻射暴露量約0.005毫西弗，而全口X光攝影每次約0.01毫西弗，基本上是不會造成癌症危害的，屬於安全範圍。

日常生活中，民眾最常接觸的是牙醫診所的X光攝影，所以牙科X光攝影的輻射安全，經常是民眾關心的問題。一般來說，由於牙齒有三分之二是包在齒槽骨裡，齒槽骨又是無法透視的硬組織，因此，利用X光攝影來輔助牙醫師做出正確且適當的治療，有其絕對的必要性，舉凡如：根管治療、拔除智齒、植牙手術等，均需先利用X光片的診斷，確定患者口腔中牙齒狀況、長度和空間，讓醫師判斷治療困難度與治療後的效果。

牙齒X光屬於安全輻射範圍

根據行政院原子能委員會公佈一般與醫療游離輻射比較資料顯示，牙科單齒X光攝影每次所接受的輻射暴露量約0.005毫西弗，而全口X光攝影每次約0.01毫西弗；相較之下，民眾每年定期健康檢查所做的胸腔X光，一次約0.02毫西弗。

由此可知，民眾做四次單齒X光攝影或兩次全口X光攝影的輻射暴露量，大約等於一次胸腔X光攝影的暴露量。而且，民眾接受牙科X光攝影之輻射暴露量，還小於一趟由台北往返美國西岸飛行所接受的輻射暴露量（約0.09毫西弗），亦小於台灣民眾每人每年接受的天然背景輻射劑量（約1.6毫西弗）。

根據數據顯示，牙科所使用的X光輻射暴露量極低，而且不見得每次都必需做到X光的檢查，所以X光檢查的輻射暴露量在安全範圍內，安全無虞，民眾可以不用擔心。

Part 2
電腦斷層攝影術（CT）

什麼是CT？

科技進步的動力，源自人類生活上的各種需要，包括生理和心理皆很重要。隨著現代國人口腔衛生意識抬頭，帶動牙科門診或診所的發展，當然也因此造就了各種尖端儀器應運而生，其中又以「CT」最具代表性；CT是「Computerized Tomography（電腦斷層攝影術）」的簡稱，係指經過電腦處理所顯現出來的影像，可以幫助醫師對患者的問題一目了然。

植牙手術其實最重要的是要了解患者下齒槽神經的確切位置，以及齒槽骨頭是否夠堅固，可以接受植牙。以往傳統只是使用X光片，對位置上的確認不夠精準，牙醫師只能依賴過往的經驗來做評估；若無法事先拍攝牙齒的CT，牙醫師很容易會在手術過程中才發現骨頭不適合植牙。

當然還有許多不可預知的情況，在手術前沒有辦法由臨床經驗知道，但透過植牙手術前拍攝的CT，這些問題就可以事先得知，並提早做好治療計畫囉！

拍攝CT需要多久時間？

一般而言，CT的拍攝時間僅需15秒，而拍攝過程中，患者只需安靜的站或坐在機器前面，機器就會自己掃描患者頭部；若患者有些微的移動，就會產生影像模糊不清，以至影響檢查的正確性。因此患者應充分配合醫師或檢查師的指示，以便使檢查能迅速且確實的完成。

拍攝CT後，牙醫師就能更準確地知道患者的牙齒狀況，在手術前提早做好治療計畫，這樣不僅能降低醫病雙方的醫療風險，更重要的還是保障了患者的**醫療權益和手術安全**。

建議需要做牙齒相關手術的患者，可以開始考慮這類相關的術前檢查，以利用這些更好的醫療設備來完成更精確的治療。

牙科專用的CT其輻射劑量有多少？

拍攝一次CT，人體大約會吸收到1200～3300微西弗（μSv）的輻射劑量，有些儀器釋出的劑量甚至更低；相較於日常生活中的天然背景輻射（包含：手機、電器用品等），會讓人體吸收的劑量約有8微西弗（μSv）。有些患者對於有輻射的檢查儀器都會有些擔心，但牙科所使用的檢查儀器，一般來說輻射量都不高，其劑量會引起罹患疾病的可能性並不高，會致癌的機率更是微乎其微，所以患者可以放心接受檢查。

所以，因為治療需求而必須多拍幾張X光片來方便醫師診療，這些輻射量對身體尚不足以造成不良的影響，患者其實無需過度擔心或有過多疑慮。一般牙醫診所使用的檢查儀器，其輻射劑量都很小，而且拍攝時都會先要求患者穿戴含頸部保護的鉛衣蓋到膝部，如此一來就可以有效隔絕X光對身體其他器官的影響。

CT和傳統X光有何差異？

傳統X光片攝影，只能照出基本的牙齒問題及結構，但CT卻提供了傳統平面X光無法解讀的組織訊息，例如：牙床骨的深度、厚度、角度，以及重要的神經、血管與鼻竇所在的位置等等。

透過CT，等於是用電腦來精確分析問題所在，如同擁有了虛擬視覺，

可直接進入植牙地基所在，並探索出牙床的內部結構。此外，CT的結果還可觀察出全口任何位置的細微病灶，讓牙醫師可以順利地在手術前事先做好治療計畫，並將手術風險降到最低，以保障患者的手術安全。

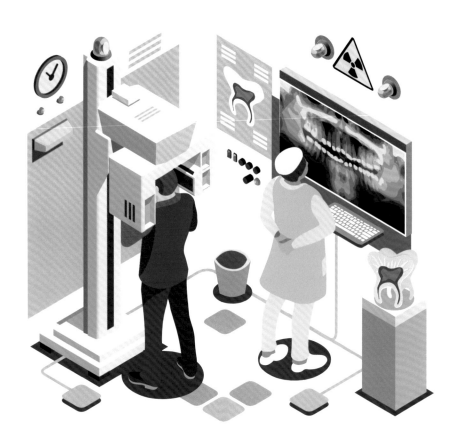

Part 3
全口掃描X光攝影

全口掃描X光攝影（panoramic x-ray）為環形掃描之全景X光攝影，它是齒列矯正及植牙手術前一張不可或缺的影像，它可以觀看到我們上下牙齒的形態、排列狀況，以及牙齦齒槽骨高度與下頜神經管相關位置，亦可綜觀到顳顎關節（TMJ）、鼻竇病灶（Sinus）、埋伏齒、其他囊腫（Cyst）或腫瘤（Mass）等，同時它可約略評估患者的骨質狀態，因此常是醫療型全身健康檢查的例行項目之一。

一張好的全口掃描X光，除了必須要有專業放射師的擺位、機器準確的定位外，影像解析度的好壞也決定了它的診斷價值，目前業界最高解析（14bits）的設備可完全數位化，再加上雷射影像輸出X光片，就能讓牙醫師取得最好的影像品質來為病患做最好的診斷。

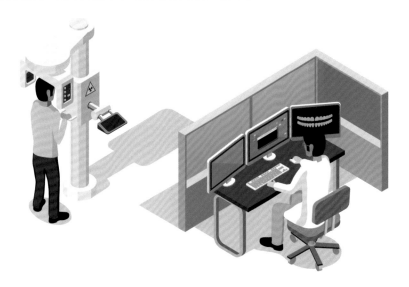

Part 4
如何判讀牙齒的X光片？

　　X光片在根管治療上是不可缺少的工具，而欲達成正確的診斷及完整的治療，必須具備準確的操作技術及正確的判讀能力。牙科醫師在進行植牙時，更必須再次確認患者的X光片。

診斷及判讀X光片

　　1. 初始X光片：初始X光片的目的是用來診斷及預知髓腔開擴前之牙齒、髓腔、根管的結構形態，若是要有適當角度且有牙齒全景的X光片，牙醫師會建議使用平行照法。

　　2. X光透視在診斷上輔助：X光片照射角度會使正常結構狀似病灶，而同理，病灶亦可能因角度之故而被誤認是正常結構。

根尖攝影

　　牙醫師最常使用的X光攝影法是根尖攝影，就是將一張X光片放入病患口內的攝影術，一次全口X光檢查，依使用X光之大小種類不同，大約是14張這種根尖攝影。

　　至於患者所擔心的一次全口X光檢查，對人體可能造成的危險性有多少呢？以類比來說，大約等於：在紐約市住上兩天；搭乘噴射客機旅行1萬公里；開500公里的車；或是接受4天的自然輻射。由以上的形容可知，一次全口X光檢查的危險性是相當低的。

X光片判讀實例

案例一：林先生的X光片

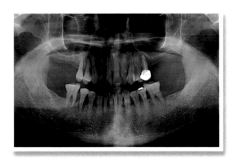

▲林先生的全口X光片。

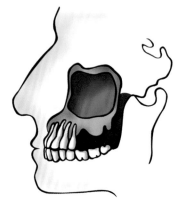

▲此圖為口腔側面圖，一般X光片為正面拍攝；從此圖可明顯看出，鼻竇與齒槽骨的空間應留給植牙植入的長度。　（鼻竇腔現有骨頭高度）

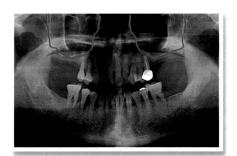

▲紅線內為上頜竇的位置，裡面為空腔；此部位是很重要的判別，許多患者就是因為不專業的牙醫師評估失當，導致此上頜竇部位經拔牙或植牙，造成與口腔相通的狀況。

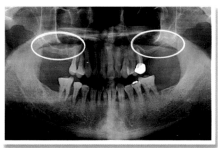

▲標記處為上頜竇的位置。此患者骨頭高度低於植牙所需的高度，醫師建議必須先補骨，才可進行植牙步驟。

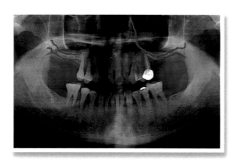

▲此圖比照原始檔，會發現標記兩條紅色線
　條的中間部位（所形成的區域）為上顎骨
　所剩餘的骨頭高度。

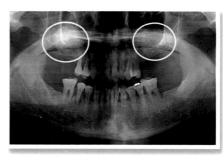

▲此標記為已補骨的牙齒狀態，這種牙齒狀
　態須等六個月後才可植入牙根。

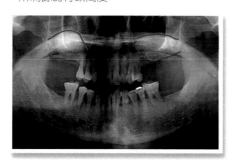

▲從標記的兩條紅線中間區域看出，經由補
　骨後的骨頭高度明顯增加。

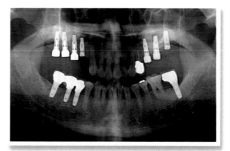

▲此X光片明顯看出補骨後的狀態，約需等
　六個月後即可植入牙根。

案例二：王媽媽的X光片

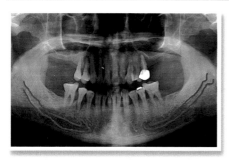

▲兩條紅線的標記處，其中間區域為下顎齒
　槽神經；此X光片顯示，此患者需要拔牙
　或植牙都應再行評估。

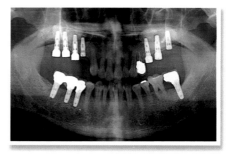

▲此X光片為患者下顎齒槽骨，顯示出植牙
　區域離下顎齒槽神經還有足夠的高度；因
　此下顎植牙便不需像上顎一樣做大範圍的
　補骨，只要不接觸到神經即可。

33

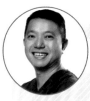

黃醫師的叮嚀：

❶ X光片在根管治療上是不可缺少的工具，欲達成正確的診斷及完整的治療，必須具備準確的操作技術及正確的判讀能力。

❷ 傳統牙科醫師用肉眼來診斷與治療，失敗與錯誤的機率相對較高；現在有了口內X光的儀器應用，將牙科的診斷和治療提升到一個新的水準，許多肉眼無法看到的牙齒問題，會完整地呈現在X光影像中，一目瞭然。

❸ 人體拍攝一次CT（電腦斷層攝影術），大約會吸收到1200～3300微西弗（μSv）的輻射劑量，有些儀器釋出的劑量甚至更低；其劑量會引發罹患疾病的可能性不高，產生癌症的機率更是微乎其微，患者可以安心檢查。

❹ 全口掃描X光攝影（panoramic x-ray）是齒列矯正及植牙手術前一張不可或缺的影像，可觀看到上下牙齒的形態、排列狀況，以及牙齦齒槽骨高度、與下頜神經管相關位置，亦可綜觀到顳顎關節（TMJ）、鼻竇病灶（Sinus）、埋伏齒、其他囊腫（Cyst）或腫瘤（Mass）等，同時可約略評估骨質狀態。

❺ X光攝影法中的「根尖攝影」，就是將一張X光片放入口內的攝影術。一次全口X光檢查，依使用X光片大小種類不同，大約是14張這種根尖攝影。

我到底要植幾顆牙？

3

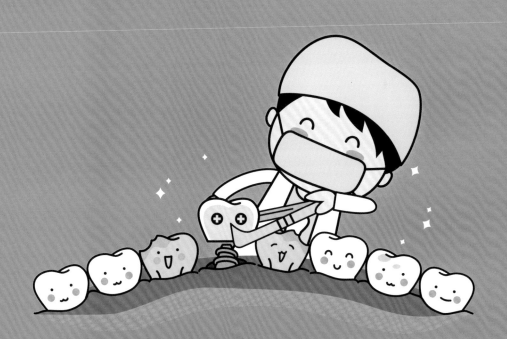

Part 1
牙病愈拖愈嚴重

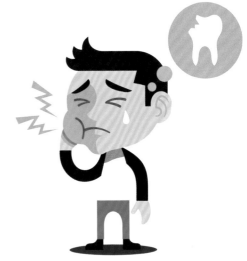

以往，大部分的民眾都害怕看牙醫，一想到治療過程就害怕，即使牙齒痛得難以忍受，也不願意踏進牙醫診所的大門。現今，大家對於口腔保健的常識和觀念已經比以前進步很多，許多人都已經建立了定期洗牙和定期檢查的好習慣，也知道蛀牙和牙周病一定要及早治療，才不會愈拖延愈嚴重。

目前最容易被民眾忽略的是「缺牙」的後續處理，有些人都抱著「只不過是少了一顆牙，沒什麼大不了！」的心態，或是誤以為有問題的牙齒經過拔除以後，不再出現發炎疼痛，就認為問題已經解決了；尤其，若缺牙位置不是在門牙，就不會影響美觀，很多人往往不予理會。但其實少了一顆牙，後續延伸出的一大堆後遺症才是該注意的。

有句俗話說：「一顆老鼠屎，壞了一鍋粥」，以此對照口腔問題，意即：一個小洞，可能會壞了一口健康的好牙。因為缺牙的問題就如同是一顆老鼠屎，雖然「小」得很不起眼，破壞力卻是很「大」的呢！所以要提醒大家，若是有缺牙問題，一定要盡早尋求專業醫師做重建治療，或評估填補的治療方式，以杜絕後續更難處理的口腔問題。

植牙前的治療計劃

完整的「植牙計畫」可以讓患者心理上更加安心，醫師也更能掌握進度。透過高科技3D電腦斷層掃描，事先完整評估患者狀況，由專屬植牙專科醫師擬定治療計畫，可讓患者清楚了解植牙治療過程及植牙的相關醫療費用。步驟如下：

1.先拍攝環口X光或全口3D電腦斷層掃描評估

為有植牙需求的病患安排3D電腦斷層掃描診斷，精確了解患者牙齒、齒槽骨骼構造、血管神經現況，透過電腦模擬立體影像，可評估是否適合進行立即植牙（即拔即種）、微創植牙、雷射植牙或傳統人工植牙，以及是否需進行鼻竇增高術、骨增量術（補骨粉）等，如此擬定完整治療計畫，才有明確的治療方案選擇。

2.專業醫師依患者狀況建議手術方式及解說治療計畫

植牙過程從評估、手術到假牙牙冠取模、安裝，皆需要專業牙醫師的親自診治。坊間有些診所植牙手術和假牙製作醫師非同一人，或在不同院所治療，如日後遇到問題，將很難釐清責任歸屬。所以，需要植牙的患者必須找真正專業的植牙醫師，最好擁有多年的植牙臨床經驗，才可以放心把牙齒交由他治療，讓再次擁有美麗好牙不是夢想。

再來就是確定個人化植牙治療的方案，並安排時程進行手術治療。

3.術後照護與追蹤

原則上，術後不是就一勞永逸，還要配合定期回診追蹤手術後復原狀況，聽從牙醫師教導做好潔牙工作，才能避免牙周病的發生；所以，植牙療程結束後的定期檢查保養、定期回診，也是成功植牙很重要的一環。

Part 2
單顆植牙

🦷 傳統「牙橋」vs新式「植牙」

一般單顆但仍健壯的缺損牙根，牙醫師會做單顆的固定假牙，如此並不需要修磨前後的牙齒。但若是連牙根都壞掉，就需要整顆拔除，或是根據缺牙的位置搭出一個牙橋；換句話說，會需要前後的牙齒當「橋墩」，正所謂的「缺一顆，做三顆」，就是這個道理。

至於已經爛掉的牙根，那就一定要拔掉全部的牙齒之後才能再做假牙；或是壞掉的牙根沒爛掉，只有缺牙，也可以用單獨套起來的方式處理。牙齒若已經爛到牙根，還堅持不拔也是沒有好處的，因為多了一個套子在這個爛掉的牙根上，其效果一定不耐久，到時還是只能拔掉，然後再次搭建一個新的「橋墩」。

除了傳統的牙橋之外，現在植牙還有新選擇。所謂的「植牙」，簡單來說就是先植一個人工牙根（植體，fixture）在齒槽骨中，等植體與齒槽骨生長接合穩固了之後，再接上abutment（就是模仿牙齒修磨過的造型的接頭），並裝上假牙（就是坊間目前可見到的瓷牙、金屬牙）。

有些患者希望植牙後可以立刻裝入假牙，以便之後進食等口腔活動。但這樣的做法只能在某些特定條件下，並經過專業牙科醫師的檢查後才能執行；因為植牙的費用不低，要先經過一段時間確認植牙沒有問題，代表製作的假牙成功率亦較高，這段時間的等待才會是值得的。

　　依照植牙的部位來看，上顎部分的骨頭較為鬆軟，所以需要等待較久的時間，約需要3～4個月左右的固定時間；相對地，下顎骨較為緻密，固定時間可以較為短暫，所以下顎部位的植牙約需2～3個月的時間；不過因為現代科技與材料的進步，目前已進步到6週即可接上假牙，甚至在植牙手術完成的同時即可接上假牙。

🦷 單顆缺牙重建，不必犧牲兩邊好牙

　　齒列中有缺牙時，缺幾顆就種幾顆，每一顆植牙都有獨立的牙根承受咬合力，所以不會波及到兩邊健康的牙齒。傳統的假牙需製作牙橋，為了重建一顆缺牙，必須借助左右兩邊的好牙當橋墩，將之修磨成較小的形狀後，才能裝戴「牙橋式假牙」。

　　缺一顆牙就要做三顆假牙，還要將原本健康的牙齒修磨掉，實在是相當可惜；所以，透過現代先進的植牙技術來取代傳統假牙，就可以輕鬆治療缺牙問題，也不必再犧牲健康的好牙了！

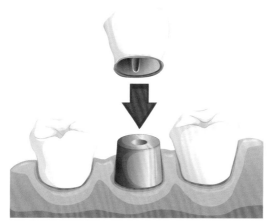

▲單顆缺牙：單顆植體植入後，裝戴瓷牙套。

Part 3
多顆植牙

有多顆缺牙或全口無牙的患者，在傳統的作法上只能配戴活動式假牙。但是有些活動式假牙極不舒適，且患者常有活動假牙脫落、移位等狀況，造成無法咀嚼食物的困擾。

現在有了人工植牙的技術後，患者可以選擇植入多根人工植牙、直接做全口固定式假牙、或是植入2～4根人工植牙來支撐活動假牙等方式，如此皆能大幅提升咬合力，並解決假牙不舒適及容易脫落的困窘情況。

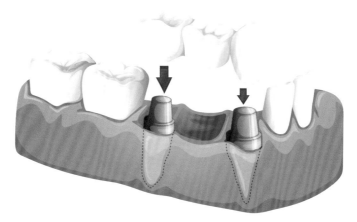

▲多顆缺牙：多顆植體植入當作支台柱，裝戴固定假牙。

Part 4
全口固定植牙

🦷 全口缺牙也能重建

　　有多顆缺牙或全口無牙的患者，傳統的作法只能配戴活動假牙，但是活動假牙比較不舒適，患者常常有活動假牙脫落、移位，或是無力咀嚼食物的困擾。現在有了人工植牙，病患可以選擇植入多顆人工植牙（通常建議10顆以上）、做全口固定式假牙（如圖一）、或是植入 2～4支的人工牙根用來支撐活動假牙（如圖二）等方式，都可以大幅提升咬合力，並且解決假牙不舒適及容易脫落的窘況。

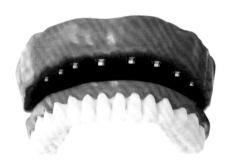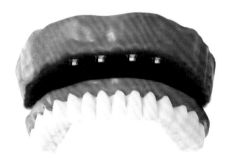

▲圖一：植入10顆以上植體，
　　　　裝戴全口固定式假牙。

▲圖二：植入2～4顆植體，
　　　　以支撐活動假牙。

全口植牙實例

　　李先生來自台中市太平區，經由別的醫師轉介前來診所植牙。李先生因為全口幾乎無牙，使得臉頰凹陷，外表看起來比實際年齡老了許多，接受植牙前，完全靠活動式假牙來進食。基於患者本身的骨質條件與經費預算等多重考量，決定將上顎以4顆人工牙根來固定活動假牙，下顎再以8顆人工牙根做固定假牙，完成了全口植牙的重建。

　　手術後，李先生看起來年輕了好幾歲，現在每次回診，都開心的與其他即將植牙的患者分享他的植牙經驗和喜悅。

李先生的X光片

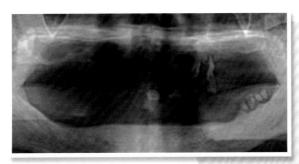

▲手術前

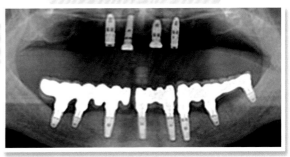

▲手術後

李先生的植牙過程

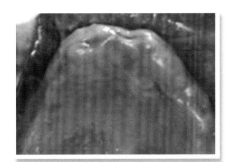

Step 1：上牙齦-手術前

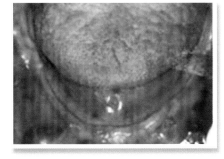

Step 4：下牙齦-手術前

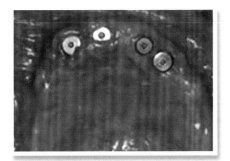

Step 2：植入4顆植體

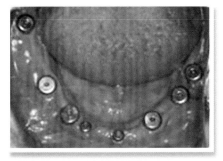

Step 5：植入多顆植體

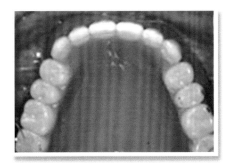

Step 3：裝戴活動式假牙

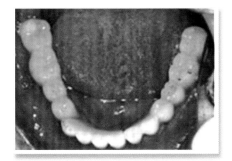

Step 6：裝戴固定式假牙

Part 5
活動假牙搭配植牙

假牙依牙齒缺損的位置，分成「局部」或是「全口」等類型；依照配戴的形式，也可分為「固定式」與「活動式」。

☺「活動假牙」這樣做！

所謂活動的「局部假牙（RPD＝removable partial denture）」，的確有越來越受歡迎的趨勢。活動假牙的原理是利用鉤子鉤在現有的牙齒上，以防止假牙脫出，所以有越多的牙齒可讓活動假牙的鉤子鉤住，其穩定性會越好，也較為穩固；若牙齒的數量不夠，可藉由人工植牙來增加牙齒的數目，以增進人工假牙的穩定性。

有時候也會利用植牙假牙加上鉤子與卡榫，來增加假牙的穩定性，如果植牙後要製作活動式假牙，要先配合植牙後的固定時間。由專業醫師診斷後，就可以做以下事情：**診斷確認→取初步模型→開始設計→植牙假牙取模與鉤子的設計**，有時也會利用卡榫來增加假牙的穩定性。

等假牙設計確認好了，再次確認鉤子與卡榫製作完成的時間後，就要開始進行以下流程：**準備印模→取上下顎間間距→送假牙模具去鑄造支架（framework）**。

依據設計好的藍圖，模具和支架必須先用蠟做好，先把所有不需要的地方堵凹，然後翻耐火模，之後在耐火模上貼上蠟片，做出所有要的形狀、包埋，再把蠟熔掉，即可進行鑄造，出爐之後要切割、修磨，最後打亮。

　　整個模具送回到診所後，還要請病患試戴。初次試戴可以先大略把氣泡或是有倒凹的地方（在架子上是突起處）修除，戴上後確認是否吻合；若是模具與口腔很不合，那就必須再做一次新模。

　　如果可順利套上製作好的模組，再慢慢將所有細節修過，並讓支架可以吻合，確認上下顎的顎間間距（就是知道上下顎模型的相對位置）；如此，就可繼續選出自己牙齒的形狀與顏色，並著手排牙（此時，人工牙先以蠟固定在支架上）。排好牙齒後，就可等病人再度回診試戴，看看咬合、顏色是否滿意；若一切滿意的話，這副蠟牙就可以進行包埋、把蠟煮熔掉，把牙床的位置換成與牙齦一樣顏色的樹脂，然後就可以進行以下流程：**再次煮聚→取出→修磨→打亮**。

　　如果都順利，下一次就可以拿到完整、吻合又專屬的活動假牙，患者可以透過試戴後做些微調整，接下來就是定期的回診追蹤。

　　所以製作活動假牙，需要幾次的門診時間才可完成，也要花上一段時間的製作確認，並有專業醫師的診斷才算完整。

🦷 活動假牙的進步

　　傳統全口活動假牙是沒有鉤子的，靠的是真空的吸力，那種感覺像是兩片玻璃中間滴了一點水，拔不太開的那種吸力；所以，兩片玻璃的接合面密切貼合很重要，口腔中的水也很重要。若是口水分泌不足（例如：剛做完放射線療法會產生的情況）、乾口症等的患者，假牙就不容易穩固，這類病人可以多利用假牙黏著劑幫忙。

　　不過若發現假牙有不穩固的情況，建議患者還是應該先讓牙醫師檢查，不要自行購買黏著劑就想解決。若是牙齒根本就不合，光用黏著劑反而是治標不治本。而且黏著劑並不是靠「黏力」來把假牙固定在患者的牙

床上，基本上，其所依靠的是真空吸力（就是大氣壓力），因此假牙牙床面的樹脂形狀、假牙邊緣都會有著決定性的影響力。

這類利用吸住原理的假牙，並沒有靠什麼鉤子卡在牙床上，所以從印模開始到最後的製作，每個步驟都很重要；專屬的活動假牙完成後，固定回診追蹤也不可少。

新一代的全口假牙用植體支撐著，同時搭配鉤子與卡榫或者鈕扣，都可以達到良好的固定效果。假牙還有固定式或活動式等選擇種類，其所需要的時間、費用、技術，都不太一樣。牙醫師應該就自己的專業盡說明的義務，病人也可考慮自己的接受度、時間與經濟狀況後，挑選對自己最好的治療方式。只要病患確認好自己的所需，配合牙醫師的專業治療，兩方盡力配合，病患並定期回診諮詢，如此就能達到最佳的醫療效果。

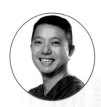

黃醫師的叮嚀：

❶ 一般單顆但仍健壯的缺損牙根，牙醫師會做單顆的固定假牙，如此並不需要修磨前後的牙齒；但若是連牙根都壞掉，就需要整顆拔除掉，或是根據缺牙的位置搭出一個牙橋。

❷ 以現代先進的植牙技術來取代傳統假牙，就可輕鬆治療缺牙問題，可以選擇植入多根人工植牙、直接做全口固定式假牙、或是植入2～4顆人工植牙來支撐活動假牙等方式。

❸ 假牙依牙齒缺損的位置，分成「局部」、或是「全口」等類型；依照配戴的形式，也可分為「固定式」與「活動式」。

❹ 新一代的全口假牙用植體支撐著，同時搭配鉤子與卡榫或者鈕扣，皆可達到良好的效果。

有牙周病、糖尿病、高血壓、骨質疏鬆者可植牙嗎？

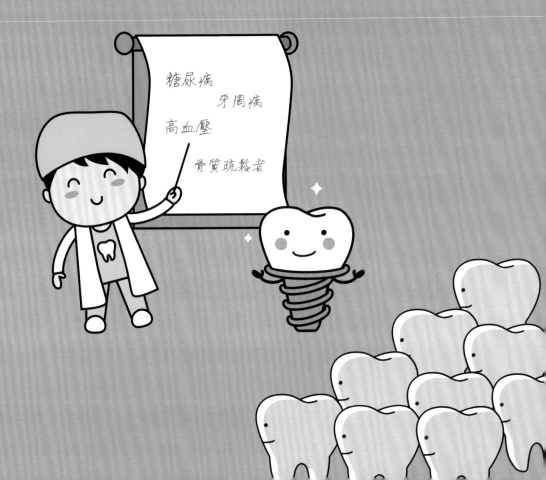

隨著國人生活水準提升，植牙手術也愈來愈普及，坊間有許多牙科診所都有提供植牙的醫療服務，而各家所標榜的植牙手術方式不盡相同，例如：微創植牙、3D斷層微創植牙、舒眠植牙等等。在這些琳瑯滿目的植牙方法中，究竟各有哪些優點與限制呢？大家又該如何做正確的選擇呢？本章將一一為大家詳細介紹與解惑。

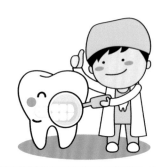

Part 1
植牙症狀停看聽

問 題	牙科醫師這麼說～
糖尿病患者可否植牙？植牙時該注意什麼事？	糖尿病患的特徵是身體組織內血糖較高，傷口若遭遇細菌侵入，易引起感染，嚴重者會導致蜂窩性組織炎及菌血症。 因為植牙手術是侵入性醫療行為，口腔中又充斥各種細菌，所以糖尿病患者若血糖控制良好，還是可進行植牙手術，最好讓內科醫師與植牙醫師聯合掌握病患狀況，把血糖濃度控制好，並在植牙手術前先服用抗生素，以降低感染風險。
有抽煙及吃檳榔習慣的人是否不適合植牙？	還是可以進行植牙的手術，但因為抽煙與吃檳榔的患者多半有牙周病症狀，所以牙醫師術前會先詳細評估口腔內狀況。現代牙醫學已證實抽煙會加速牙周病進行，抽煙所導致的口腔高溫也易影響植牙傷口的癒合；而檳榔是粗纖維食物，過度咀嚼會使牙齒磨損加快，所以為了延長植牙壽命，還是請戒煙及戒檳榔。

問　題	牙科醫師這麼說～
有骨質疏鬆症是否可做植牙？	一般骨質疏鬆症的病患主要是停經後婦女因女性荷爾蒙減少所致，男性較少發生。骨質疏鬆是人體鈣質漸漸流失，主要發生在四肢骨，鮮少發生在口腔周圍的顎骨，所以大部份患者在經檢查後可進行植牙手術。在接受拔牙等侵入性牙科治療前3個月至治療後3個月，儘可能停止口服雙磷酸鹽類藥物，以降低顎骨壞死的發生率。 若病患有服用防止骨質疏鬆的藥物，如雙磷酸鹽類者（如福善美），則不可進行植牙手術，雙磷酸鹽類藥物會加速蝕骨細胞死亡，卻妨礙正常骨頭新陳代謝的過程。拔牙的傷口癒合或是植牙的癒合過程中都需要蝕骨細胞的存在。如果沒有蝕骨細胞，就不會有成骨細胞引發新骨頭生成作用的發生，在骨頭受傷或感染下，骨頭無法修復而產生壞死的機會就會增加。此外，正在使用雙磷酸鹽類藥物的患者，應做好口腔定期檢查，及清除牙結石等口腔照護工作，以維持良好的口腔衛生，減少蛀牙與牙周病的產生。
若長期服用慢性病藥物，會否影響植牙手術？	有長期用藥習慣之慢性病患者，要作植牙手術前最好知會主治醫師，藥物特性若會影響手術進行，則需停藥數日。 有些心血管疾病患者長期服用低劑量抗凝血劑（如阿斯匹靈），術前最好停藥五日，以免術後流血不止。另外，糖尿病患者也要做好血糖監測，以免造成低血糖而致昏迷。
化療病人可否進行植牙？	其實一般的牙醫師較難遇到進行化療或癌症的病患，因大部分癌症患者都花時間在治療癌症，不太有時間處理植牙的問題。若要進行植牙，建議在放療後6～24個月再進行植牙，而化療後兩個月內則不可做植牙手術。

問　題	牙科醫師這麼說～
人工植牙有年齡的限制嗎？	人工植牙在醫療常規上並未特定做年齡的限制，但是對於發育中的青少年及年長的患者，醫師必須在進行手術前做更詳細的評估。 因為發育中的青少年，骨頭成長或是移位的可能性都還有很大的空間，若是太早進行人工植牙手術，擔心日後骨頭成長會影響植體位置，讓患者感到不適。因此通常植牙年齡建議18歲以上，讓骨頭大致都定形之後再進行手術，較不會造成問題，齒顎矯正則不受影響。 至於年長的病患，由於身體機能不佳或是有心血管疾病，例如糖尿病、高血壓、心臟病等症狀，醫師必須在診療時先與病人溝通，並安排在最佳體能狀態時進行手術；病人也必須告知醫師是否有服用治療骨質疏鬆症相關藥物，以提高植牙成功率。換言之，人工植牙對於年長者來説，成功的關鍵在於排除任何疾病併發症之問題產生，並在最佳體能狀態下進行手術，當這些條件都具備時，就易達成重建自信貝齒的目標。

Part 2
植牙前的「骨質重建」

植牙的基礎工程

在比較各種植牙方法之前，要先來談一談「骨質重建」的問題，因為齒槽骨的狀態可是植牙手術成功與否的關鍵呢！

日前媒體報導過幾則嚴重的植牙醫療糾紛，這些手術失敗的原因大多來自於骨質重建時做得不夠完善導致。因此，針對齒槽骨狀態不盡理想的患者，在植牙之前先做骨質重建或鼻竇增高術是十分必要的，這可以說是植牙的基礎工程；就如同蓋房子之前要先打地基一樣，地基必須穩固了，房子才不會倒塌。所以，病患的骨質狀況愈理想，植牙的結果也就能愈堅固耐用。

骨質重建的恢復期較長

許多患者會對骨質重建這個部分存有疑惑，認為恢復期真有必要那麼久嗎？為什麼沒有更快速的植牙方法呢？不管是骨質重建還是鼻竇增高術，其術後都需要比較長的恢復期，須等到骨頭重新生長達到一定的水準後，才能進行植牙。

所以整個植牙的療程勢必需要4～6個月以上的時間，相對的也會增加醫療費用。下一章將用深入淺出的方式，讓您瞭解什麼情況下需要做骨質重建，以及如何提升植牙的成功率。

Part 3
先處理牙周病再談植牙

　　牙周病的發生來自於固定牙齒根基的齒槽骨發生問題，像是吃東西後食物殘屑堆積在牙齒頸部，或是刷牙時沒有完全將牙齒清潔乾淨等原因，造成口腔內滋生細菌，形成黏稠狀的牙菌斑，並分泌出毒素，刺激牙齦導致發炎。若發炎的時間太久，牙菌斑會鈣化成牙結石，逐步侵蝕牙齒與牙齦之間的齒槽骨，造成牙齦萎縮，直到牙根失去穩固的支持力量，就會漸漸搖動，甚至脫落。

認識牙周病

　　惱人的牙周病常出現於35歲以上的中壯年族群，如果在發病之初，對牙周病沒有做進一步的防範和矯治，牙周組織的破壞常造成牙齒動搖、牙齒脫落的後果。臨床上，病患會有牙周病早期症狀，如：口臭、牙齒動搖、牙齦紅腫、刷牙流血、牙齒位置偏移、牙齦退縮、牙齒變長，此時就需早日就診，接受治療。另外，由於牙周病的主要致病因素為沒刷乾淨的牙菌斑，所以，一日至少兩次，每次至少5～15分鐘的刷牙時間，合併善用各式潔牙工具，如牙刷、牙間刷、牙線等，也是病患要克服牙周病再發的不二法門。

牙周病治療三階段

　　牙周病患的治療，通常分為以下三個階段：

第一階段：清除牙結石，整平牙根表面，並經過基本清潔治療。

第二階段：針對仍有過深牙周囊袋及牙周組織發炎情形的牙齒，進行手術性的治療，如牙周翻瓣手術、牙周再生手術等。等到全口牙周組織沒有明顯發炎的情形，病患也能維持良好的口腔衛生時，才能進入下一個階段的治療。

第三階段：也就是咬合重建期，意即針對缺牙區做補綴物修補，重建缺損咬合（利用固定假牙、活動假牙或人工植體），有咬合不正症狀的病患，醫師甚至會建議先做矯正評估及治療後，視病患本身需求，再考慮選擇補綴物製作的方式。

牙周病治療後進行的牙齒手術

整體而言，牙周病患咬合不正或缺牙的問題，必須在第三階段時解決。至於牙周病病患究竟適不適合人工植牙或矯正的處理，主要仍須經過第一階段牙周基本治療，以及第二階段牙周手術治療後，才能客觀評估判斷。大部分的病患，只要牙周組織恢復健康，本身口腔衛生習慣維持良好，都能順利進行矯正治療或人工植牙的手術。

但是病患若有牙周病卻不進行牙周病前兩階段治療，或牙周病治療結束，卻無法遵照醫囑，維持良好的刷牙習慣，這些情況下，逕行矯正治療或人工植牙，因為潛在的感染可能，以及牙周組織支撐不足的緣故，就很有可能造成高額自費治療，卻苦嘗治療失敗的慘痛結果。

此外，矯正治療或人工植牙進行前，需要納入考慮的因素，包括患者口內齒槽骨的條件、口內軟組織的條件，及患者年齡、身體狀況、對咀嚼功能需求、對於牙齒美觀的需求、對假牙的期望以及經濟因素等等，對這些因素先有妥善的評估，才能確實訂出符合病患本身需要的治療計畫及方式。

牙周治療及咬合重建，對牙周病患是漫長的煎熬，對醫師群的協同治

療也是極大的挑戰。病患除了耐心配合治療外，選擇專科醫師群進行評估治療流程，則無論進行全口矯正或人工植牙的計畫，結果都能讓患者笑得更有自信，吃得更開心。

牙周病不治療，牙齒會掉光！

初期的牙周病沒有任何症狀，又因為不痛不癢，所以患者很難自我覺察；但若沒有早期發現及治療，牙周病會從局部的發炎開始，最後蔓延至整口牙齒。

臨床上有看到少數因為基因遺傳造成天生齒質比較脆弱的病患，這些人可能在青春期時就會有牙周病的症狀，但因為沒有明顯的發作徵兆，就這樣經過20～30年的慢性侵蝕，直到最後因為牙齦長出又紅又腫的大膿胞，又痛又難受，去檢查才發現已經是中度或重度的牙周病。到這個時候，因為齒槽骨至少已經被破壞侵蝕了一大半，即使治療也只能防止病情繼續惡化，根本無法恢復牙齒的健康，每一顆牙齒都搖搖欲墜，甚至可以說是到了「牙」枯石爛的境界。

在牙周病的治療過程中，有些牙醫師會為了保全其他健康的牙齒，考慮拔掉「染病」的壞牙齒，以預防牙周病擴散，這是不得已的做法。此外，治療過程需視牙結石累積的多寡及深度，規劃多次療程並進行逐步治療。有些患者會因為治療過程辛苦和麻煩，乾脆中途放棄繼續治療，這樣的決定只會換來牙齒一顆顆掉落，最後真的就成為「無齒之徒」了。

唯有定期做牙周病檢查，早期發現及早治療，才是防治牙周病侵害的不二法門。若是已經罹患牙周病，經過治療讓病情穩定後，最好還要每三個月回診檢查和洗牙，每餐飯後做好徹底清潔牙齒的工作，方可避免病情復發，並延長牙齒的使用壽命。

Part 4
人工植牙有哪些限制？

　　對糖尿病或高血壓的病患來說，只要症狀經由藥物獲得良好控制，人工植牙仍然是缺牙治療最佳的選擇；畢竟擁有好的牙齒，才能攝取足夠的營養素與纖維素，讓身體更健康，且目前臨床上已有許多糖尿病及高血壓病患者進行人工植牙治療的成功案例。

　　最新的研究發現，植牙失敗的個案中，有一部分是糖尿病未受控制的患者，所以建議即使植牙後，還是要持續控制糖尿病的症狀，而非植牙後即大吃大喝，忘記血糖的控制。所以，植牙後雖然是很幸福的，可以好好享受美食，但在享受美食的同時，也要繼續控制血糖，才不會成功植牙後反而得不償失。

　　因此若有缺牙的症狀，還是要考慮盡快進行填補空缺牙縫的植牙治療，切勿因為有糖尿病或高血壓而卻步，以免造成更嚴重的後果哦！

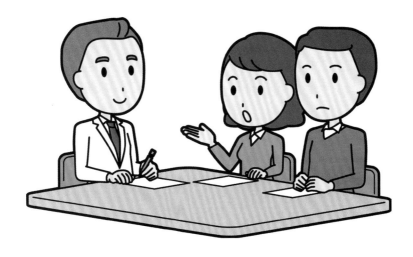

糖尿病植牙實例

患有糖尿病的吳老師很早就出現牙周病，但早年因為植牙尚未普及，所以是以配戴活動假牙為主；也因為糖尿病的緣故，遲遲不敢接受植牙治療。

一直到他來診所求診，經由醫師細心的分析並強調「糖尿病患者一樣可以享受植牙的好處」後，吳老師才開始治療困擾他多年的牙周病問題。

經過長時間的治療，吳老師現在已經可以丟掉配戴不舒服、吃東西又不夠力的活動假牙，改採用強而有力的植牙，好好來享受退休後「能吃就是福」的晚年生活。

吳老師的牙齒X光片

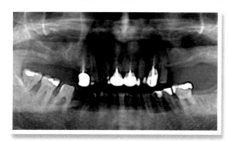 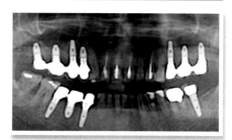

▲手術前　　　　　　　　　　　　　　▲手術後

吳老師的植牙過程

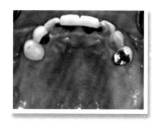 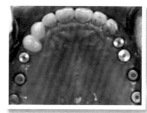 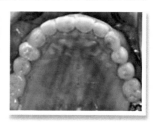

▲手術前　　　　　▲植入植體　　　　　▲裝戴瓷牙套

高血壓植牙實例

活潑開朗的黃老太太，年紀雖大但活力依舊，身邊的人總是喜歡叫她「年輕阿嬤」、「活力阿嬤」。黃老太太本身是餐飲家族事業的創始人，但因為一口所剩不多的牙齒，讓她連自家的菜色都無法放開懷品嚐。

此外，因為高齡70多歲，又有長期高血壓病史，黃老太太和家人對於植牙治療存在諸多疑慮和害怕。經過牙醫師仔細評估其健康狀況後發現，黃老太太的血壓長期控制得很好，可以安全地接受植牙療程。

黃老太太在經過植牙治療後，不僅重拾嚐遍山珍海味的快樂，活得輕鬆自在，身體也比以前更加硬朗了。

黃老太太牙齒X光片

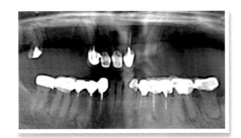 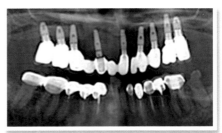

▲手術前　　　　　　　　　　　▲手術後

黃老太太的植牙過程

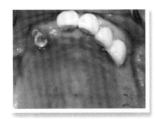 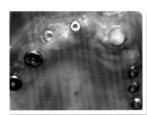 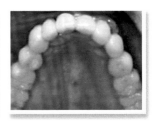

▲手術前　　　　　　▲植入植體　　　　　　▲裝戴瓷牙套

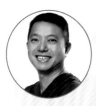 黃醫師的叮嚀：

❶ 在接受拔牙等侵入性的牙科治療前3個月至治療後3個月，盡可能停止口服雙磷酸鹽類藥物，以降低顎骨壞死的發生率。

❷ 若病患有服用防止骨質疏鬆的藥物如雙磷酸鹽類者（如福善美），則不可進行植牙手術，雙磷酸鹽類藥物雖會加速蝕骨細胞的死亡，卻會妨礙正常骨頭新陳代謝的過程。

❸ 糖尿病患的特徵是身體組織內血糖較高，傷口若遭遇細菌侵入，易引起感染，嚴重者會導致蜂窩性組織炎及菌血症。

❹ 化療的病人建議在放療6～24個月後再進行植牙，而化療後兩個月內則不可做植牙手術。

❺ 植牙年齡通常建議18歲以上，讓骨頭都大致定型後再進行手術，較不會造成問題，齒顎矯正則不受影響。

為什麼植牙
要補骨？

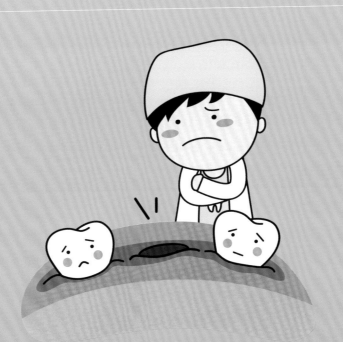

Part 1
補骨原理

我們的咬合力量主要是來自牙齒、骨頭和牙肉，因此當我們的牙齒老化，或因其他原因產生掉牙或壞牙，而導致我們的咬合能力降低，就必須進行植牙。

因為希望植牙後的牙齒能恢復與生俱來的咬合力量，所以「植牙」表面是被骨頭包圍，而不是被牙肉所包圍，因此「植牙」其實很需要考量到患者的骨頭結構，再依其實際情況，由專業醫師做決定。

植牙所需的空間

植牙需配合牙床骨的客觀條件，才能確保植牙的成功率。如果把植牙比喻成蓋房子，在蓋房子前必須先確定地層有一定深度，這樣地基才能夠穩固，房子也才能堅固耐用；換言之，要能讓植牙成功的重要因素之一，就是植牙部位的骨質要有足夠的高度與寬度。

一般來說，齒槽骨高度至少需1～1.2公分，寬度需0.6～0.7公分以上，才能將人工牙根牢牢鎖進去。倘若患者的骨質條件不佳，就必須先進行「黃金比例骨質重建」手術，等骨頭條件恢復之後再進行植牙手術。

補骨與重建骨質的時間

補骨手術視病患骨量缺損的多寡，進行的時機不盡相同，有時可在植牙的同時順便進行，有時則必須事先完成；意即先重建牙齒的骨質，等骨

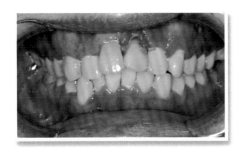 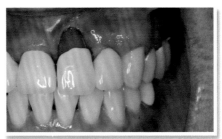

頭長好後再進行植牙。缺牙或牙周病的患者要知道,缺牙時間越久,或是牙周病越嚴重的牙齒,齒槽骨會流失得越多,需進行骨質重建的機率也就越高。

值得注意的是,臨床上常看到一些病人的齒槽骨很薄,就算進行骨質重建手術,也無法修補到足夠植牙的條件,這類病人大多是牙齒拔除後,沒有進行任何處理,久了齒槽骨也就跟著萎縮。

因此,若是有植牙意願,但暫時還無力負擔的病人,可以告訴醫師將來有植牙的打算,牙齒拔掉後不要將齒槽骨過度壓扁密合,同時可先進行骨質重建手術,才能確保將來植牙的成功機率。但有極少數患者的骨質差到根本無法修復,當然也無法做人工植牙,這時還是建議以傳統牙橋或活動假牙來治療。

缺牙不像感冒自己會好,齒槽骨流失也是條一去不復返的單行道,建議有缺牙的病患,為避免治療的難度及費用逐年累增,還是儘早與牙醫師諮詢合適的治療計畫,才能將牙齒問題化繁為簡,看緊荷包不失血。

🦷 植牙需要做骨質重建嗎?

植牙是將人工牙根種植在齒槽骨內,讓齒槽骨重新生長,並與人工牙根緊密聯結在一起,植牙所承載的咬合力由牙根傳導至齒槽骨,所以齒槽骨的狀態是否理想,骨質的「高度」、「寬度」和「密度」等,都會直接

影響植牙的成敗，以及植牙日後是否能堅固耐用。

　　患者在植牙前，醫師必須做詳細的檢查和評估，再決定植牙前是否要做骨質重建（俗稱補骨）或鼻竇增高術。若是在骨質不佳的情況下勉強做植牙，不僅植牙容易失敗，往往還會導致相當嚴重的後遺症，損失金錢事小，損失健康就更划不來，不可不慎。

　　適合植牙的齒槽骨，高度至少要1cm以上，寬度至少0.6cm，骨質密度也要達到一定的標準，才能進行安全的植牙。由於齒槽骨包覆在牙齦之內，牙醫師無法靠目視來檢查，所以必須以先進的科學儀器來做輔助，才能得到正確而精密的檢測結果。

　　「全口X光攝影」足以提供大部分植牙前所需的資訊，但並非每個患者都需要做3D斷層掃描的檢測。適合先做斷層掃描的患者類型為：手術難度較高、相對骨質條件較差、或要求條件較高等植牙手術，就可考慮先以斷層掃描，來幫忙蒐集更多牙齒的資訊，讓專業醫師可以藉由精細的數據或X光片，獲得較正確的判讀結果，或與患者進行較詳細的術前評估與溝通。

　　3D斷層掃描儀（CT-SCAN）運用在植牙前骨質檢查，是目前較為精準的骨質檢測方式之一，它不但能透過立體成像來判斷齒槽骨的高度與寬度，連同骨質密度、周邊神經和血管的位置，也能一目瞭然，大大提升植牙的安全性與成功率。

骨質不佳，植牙很危險！

　　因為上、下臼齒這個區域蛀牙發生率比較高，大多數患者通常都是這個區域的蛀牙太嚴重，不得不拔掉牙齒，所以可說是最容易缺牙的部位；因此，在因蛀牙而拔牙後，即便牙醫師立刻做好牙橋，齒槽骨仍然會日漸流失。每個人齒槽骨流失的速度並不相同，所以醫師在進行植牙前必須先檢測

骨質的狀況，若是骨質流失的情況較嚴重，就無法立即植牙，必須先進行骨質重建或鼻竇增高術，待骨質生長已達到標準，才能進行植牙手術。

日前媒體報導，有一位48歲的陳姓女患者在接受植牙手術時，由於醫師誤判X光片中齒槽骨的高度，在左上顎骨植入人工牙根的手術過程中，直接穿透至鼻竇腔，當下鮮血流到喉嚨，醫師才驚覺骨頭高度「不夠」。雖然經過其他醫師緊急縫合補救，卻仍導致患者鼻竇發炎、過敏性鼻炎等不良病症，經由治療後仍有鼻涕倒流、臉頰疼痛、眩暈等手術後遺症。

相信大家看到這個報導時，一定會覺得很恐怖，甚至會對補骨或植牙產生畏懼，但相信這只是極少數的個案。要避免這種情況發生，可以先了解造成意外的過程，配合右邊這張圖的輔助，瞭解鼻竇腔和口腔的相對位置。

口腔和鼻竇腔就像兩個相鄰的房間，中間只有一牆之隔，這面牆其實就是上牙床；而植牙就如同是在這面牆上釘釘子，牆壁愈厚（骨頭高度大）、材質愈堅固（骨質密度高），植入的成功率就愈高、植體也愈穩固，植牙後能承載較大的咬合力。

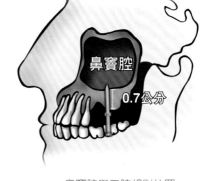

鼻竇腔與口腔相對位置

在上述的植牙糾紛個案中，患者牙床的骨質除了高度不足1cm，骨質密度也未達標準，所以患者的骨質條件本來就不佳。因此在植牙之前，牙醫師應先做好精確的檢測，並陸續進行患者的骨質重建與鼻竇增高術，經過數個月以上的恢復期，才能讓骨頭重新生長。未料在手術前，X光片判讀出了差錯，將骨頭高度0.7cm看成1cm，以為高度已經達到標準，才會在植牙時發生鼻竇穿孔的意外。

🦷 植牙需有長期規劃，小心「吃緊弄破碗」

現代社會什麼事情都講求速度和效率，牙病病患無不希望醫療上能一次解決所有疑難雜症，回診次數也是要求愈少愈好，因此，植牙技術也朝這個目標不斷研究精進，想要發展出「快速植牙」的更新技術，以迎合現代人生活忙碌的需求，同時也幫助缺牙患者早日恢復正常進食。

不過骨頭的成長和癒合是一個緩慢的過程，需要時間來休養生長，所以「即拔即種」的植牙手術，對於患者骨頭結構的限制比較高，恢復期的口腔照護也必須特別留意才行。

患者在植入牙根後，最好有1.5～3個月的恢復期，確定牙床生長情況良好，才能裝上永久性假牙。有些患者身體好恢復得快，有些患者恢復期特別慢，需要更多時間等待骨頭癒合；所以醫師會視患者的體質來決定治療方式，若病患一昧貪求速戰速決，勉強進行現拔、現種的植牙治療，很容易會「吃緊弄破碗」，造成遺憾的後果。

曾經就有媒體報導過這樣因「吃緊弄破碗」的例子：一位大陸台商趁著短暫的假期回台灣進行植牙，因為工作實在太忙，久久才能放一次假，所以沒辦法常常回診，便要求在植入人工牙根兩個月後立即裝上永久性假牙，但這名台商患者一次就植入7顆假牙，不僅因口腔受力面積比較大，再加上牙床還沒完全長好就肆無忌憚地大吃大喝，造成牙齦負擔太重，不久就引起牙齦發炎，好在發炎之初患者就立即回台複診救治，才保住了植體。

以此例為鑑，為了自身的口腔健康，不要過度期盼植牙可以加速骨整合，當牙醫師評估的情況並不適合即拔即種，甚至需要花更長的時間來做骨質重建，就要配合醫師的建議，按部就班做完每一個必要的療程，如此一來，上述的失敗情況才不會發生在自己的身上。

Part 2

骨質重建的兩個方式

方法1：增加骨頭的高度

　　通常骨頭高度不足會發生在我們上頜後牙的區域，由骨頭既有的高度可分為兩個方式來補強高度不足的問題，上頜後牙床骨頭高度不足的患者，可以藉由這兩種方式來補骨，一般都可以讓牙床骨整體回復到1cm以上，甚至超過2cm，讓整個植體完全被骨頭包圍，穩定地支撐咬合力量，大大提高植牙的成功率。

　　1.上頜竇開窗提竇術：適合牙齦萎縮較嚴重者，屬於較大範圍的補骨，需有此項專業訓練的醫師才可以執行，可增加高度1～2cm以上。

　　另外，「上頜竇開窗提竇術」是從患者鼻腔的底部進行補骨，必須將鼻腔內膜與骨頭分開，再填入骨粉，屬於高難度的精密手術，效果相當好，術後需要4～6個月的恢復期，之後再進行植牙。但這項手術並不是每個植牙醫師都會做，必須找經過專業訓練且經驗豐富的醫師來做才安全。

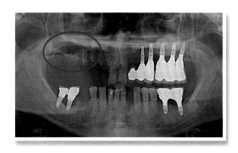 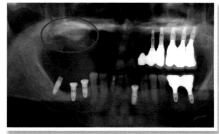

2.局部提竇補骨（osteotome）：適合牙齦萎縮較輕微者，屬於小範圍的補骨，一般植牙醫師就可以執行，可增加高度0.5cm左右。

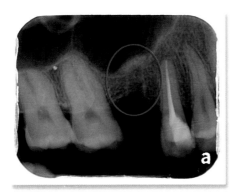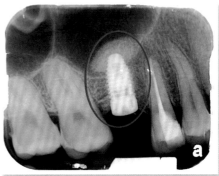

方法2：增加骨頭的寬度

至於齒槽骨寬度不足也是臨床常見的情況，一般可以分為四種方式來處理：

1.頰側美觀補骨：拔完牙之後，在拔牙區域常會見到牙肉萎縮的狀況，利用補骨或補肉可達到牙齒美觀的效果。而在放入植牙的同時，也可以同時加入一點骨粉來改善頰側美觀不足的區域，讓骨頭寬度增加來改善美觀不足的問題。

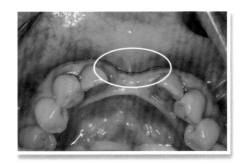

2.小區域補骨：通常在放入植牙的同時，有一部分植牙表面是露出來的。這時候可以藉由骨粉與再生膜的幫忙覆蓋在植體表面，來完成補骨，希望骨頭日後可以長得很好，以支持並傳導牙齒咬合的力量。

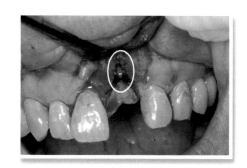

3.大區域補骨：通常運用在牙齒缺損範圍很大，大概是2～4顆牙齒缺損，這時需要處理的往往就是植牙之前要重建骨頭，再做植牙，當然相對需等待的時間會較長，費用也會增加。

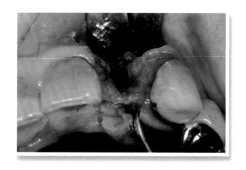

4.自體補骨：由患者自己的下巴或是智齒，甚至是小腿骨或髖骨，取一塊骨片鎖在我們要植牙的區域，來增加植牙的寬度或高度，這種情況通常發生在骨頭極度萎縮的患者，才會有這樣的需求。

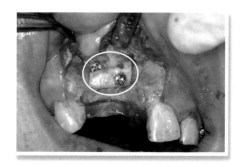

Part 3
補骨後的術後照顧

　　植牙前的補骨完成後，該如何照顧自己的牙齒呢？是否只要勤刷牙就好了呢？

　　很多患者會在植牙後產生諸多的術後照護疑問，牙醫師提醒大家，補骨以後盡量不要用任何東西碰觸剛補好的區域，吃完東西後可用生理食鹽水輕輕漱口。而在植牙骨整合時期，若有戴臨時性假牙，則應注意假牙與植牙之間的關係，不要讓假牙壓迫到植牙的位置，導致發炎的情形，也應該在每次飯後清潔牙齒，並在睡前將假牙泡在清潔液中。

🦷 補骨術後照顧須知

　　1.請依照醫師指示按時服用藥物（三餐飯後），多休息、少說話、不要隨意碰觸傷口。術後若有咬紗布，請於40分鐘後將紗布取出，如果還有滲血請吞下。請勿用舌頭舔弄傷口處。

　　2.使用冷敷冰袋放置於傷患處之臉頰外側，敷10分鐘，休息20分鐘。手術後72小時內，請按照上述方法重覆冰敷，72小時後，若有腫脹，請改用熱敷。

　　3.自行泡製鹽水漱口，手術後隔天開始實施，直至拆線為止。每小時用20cc的鹽水很溫和地漱口，不可過於猛烈。鹽水的濃度約為一湯匙鹽巴加入1000cc的純水。另外，刷牙時請勿刷及手術區域，其他區域維持正常刷牙，但拆線前請勿使用牙膏。

4.儘量食用流質及軟性食物，尤其推薦含高蛋白之食物，如水煮蛋、牛奶。應避免飲用過熱或刺激辛辣的食物，手術區域請勿咀嚼任何食物，待醫師交代可正常飲食後再行恢復。

5.術後24小時內須飲用大量水份，如果汁、蘇打水、牛奶等，以補充電解質。

6.術後建議暫停日常劇烈運動，如游泳、打籃球等，及至拆線後醫師交代才可恢復正常活動。

7.術後腫脹及瘀青是植牙手術後必然會發生的結果，與感染無關。患者要知道，術後第一天麻醉劑消退時，患處會特別有觸痛感，此時可追加止痛藥，當晚睡覺時亦可將枕頭稍微加高；一般來說，術後第二天清晨腫脹會更加明顯，第三天時腫脹將最為明顯（上述皆為術後正常組織反應，患者不用過度擔心）。腫脹約從術後第四天起將慢慢消退，至第五天或第六天時，腫脹將漸漸消除，而完全消腫時間因牙齒部位及個人體質會有所不同，一般平均約1～2週不等。

8.若有強烈的流血現象，可咬住消毒紗布至少60分鐘以上，此時請勿不斷漱口或吞口水；同時可口含冰水以減少滲血情況，或可將茶包以開水沾濕，敷於患處並咬住，茶葉裡的特殊成分可協助緩和流血狀況。

9.若有任何因手術引起的狀況，請立刻與醫師聯絡。

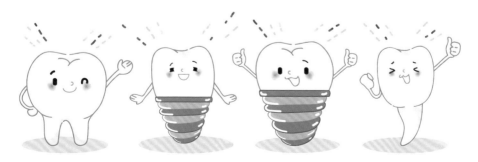

術後照護須知

　　手術後一周內會有輕微流鼻血的現象，這是正常的，不必緊張。但恢復期必須盡量避免增加鼻竇腔的壓力，以免影響癒合，所以下列危險事項請盡量避免：

　　1.打噴嚏時摀住口鼻：打噴嚏時應該讓口鼻中的壓力自然宣洩出來，如果緊緊摀住口鼻，鼻竇腔的壓力會在一瞬間增加，這對手術的傷口是很大的傷害。

　　2.游泳：游泳時會憋氣，憋氣時鼻竇腔壓力就會上升。

　　3.搭乘飛機：機艙裡的壓力會因為海拔高度不同而快速變化，健康的人有時都會有不舒服的症狀，對手術恢復期中的患者來說影響更大。

　　4.感冒：感冒是上呼吸道的病毒感染，容易引發鼻竇炎等併發症，再加上感冒時會分泌很多鼻涕，也會增加鼻竇腔的壓力。

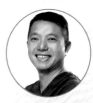

黃醫師的叮嚀：

❶ 齒槽骨高度至少約需1～1.2公分，寬度約需0.6～0.7公分以上，才能將人工牙根牢牢鎖進去。

❷ 患者在植入牙根後，最好有 1.5～3個月的恢復期，確定牙床生長情況良好，才能裝上永久性假牙。

❸ 為了自身的口腔健康，不見得要期盼植牙可以加速骨整合，當牙醫師評估的情況並不適合「即拔即種」，甚至需要花更長的時間來做骨質重建，就要配合牙醫師的建議，按部就班的做完每個必要療程。

6

植牙價格參差不齊，
差別在哪裡？

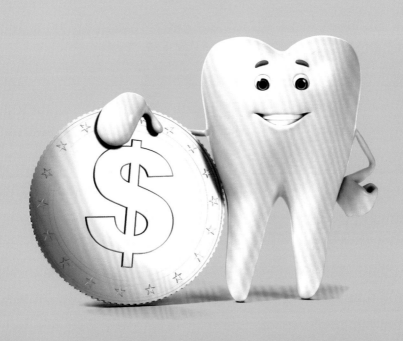

Part 1
植牙已是重建缺牙的主流

　　人工植牙已有數十年的歷史，經過許多的醫療研究與統計，植牙的成功率在95％以上，甚至達到98％～99％。但是根據研究報告的統計，要達到如此高成效的植牙結果，手術前必須經過很嚴格的條件篩選和控制，這些條件包括：技術精良與資歷豐富的醫師、衛生條件嚴格控管的醫療設備與環境、健康狀況良好的患者等等。所以並不是所有坊間的牙醫診所，都能擁有這麼高的植牙成功機率。

　　因此，消費者如何選擇植牙診所和植牙醫師，會直接關係到植牙成功率的高低。植牙醫師治療過的成功案例愈多、植牙診所具備無塵無菌的手術室，再加上手術前對患者健康狀況的評估愈完整，植牙的成功率就會愈高。相反的，手術醫師經驗不足，診所衛生環境不佳，植牙的失敗率也會愈高。

人工植牙可以使用多久呢？

　　由於「植牙」算是十分安全可靠的小手術，尤其在歐美國家已經是重建缺牙的主流，因此只要能謹慎選擇醫師和診所，患者就可以安心接受植牙，並重新享受到與原來牙齒一樣好的功能與外觀。

　　使用人工植牙雖然不會再有蛀牙的問題，但是仍要配合醫師指示，定期回診保健，並且本身的口腔衛生也需注意，才能確保牙齦的健康，遠離牙周病的侵犯；而人工植牙在細心的照護下，就能安全並穩固的陪伴患者一輩子囉！

植牙產品屬於高精密的醫療器材，每項產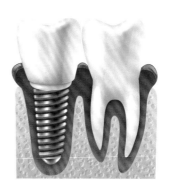品一定附有廠牌、型號與規格的說明書，以保障使用者的權益。目前在市面上流通的植牙產品，來自許多不同國家與廠商，價差也很大。選擇具有好口碑，且經過較多動物實驗和人體實驗的大廠牌，相對會有比較穩定的表現。通常歐美國家知名大廠製造的產品品質較佳，價格也會比較高一些。

植牙零件都屬於消耗品，就像高科技的3C商品一樣，有時也會需要「售後服務」，例如長期使用後發生零件損壞，可以針對特定零件做更換，不需要整個重做，所以選擇能穩定經營，且有良好售後服務的大廠牌，消費者權益也會更有保障。

以作者本身的臨床經驗來看，的確常會有患者經由轉診來尋求協助處理早期由牙醫前輩所植入的牙齒，常常遇到因為植體品牌是小廠商或者代理商換人，而無法拿到更替商品的窘況，造成患者的困擾，所以植牙前向醫師詢問植體品牌及售後服務是非常重要的。

謹記「一分錢、一分貨」守則

站在牙醫師的角度，我希望每一位病患都能得到最佳的醫療成果，而且這個成果能維持得愈久、後續問題愈少愈好。以長期的健康效益來看，

我會建議缺牙的患者在自身條件許可的情況下，盡量選擇以植牙取代傳統式牙橋，畢竟植牙更有利於口腔衛生和牙齦健康的維護，也不需要多折損兩顆健康的牙齒。

相信有許多民眾會以「價格」作為選擇重建方式的考量，以我過去的臨床經驗來看，通常青少年時期就開始蛀牙的人，成年時期蛀牙持續增加的機率非常高，所以在選擇重建方式時，應以長期經濟效益來評估，將假牙的使用年限與將來蛀牙的風險一起估算進去。

🦷 目前坊間的費用

坊間製作牙橋的費用平均一顆約為2萬元（金屬瓷牙，全瓷假牙的費用較高），平均使用壽命是5～7年，即便使用者維護得很好，牙橋使用幾年後牙齦必然會萎縮，當假牙下緣外露時，就必須重做。

以缺一顆牙齒為例，牙橋至少要做三顆，費用為6萬元，5～7年後重做總計花費是12萬元，而這個假設是屬於最單純的狀況。若是牙橋內的牙齒尚有蛀牙折損的風險，且因蛀牙太嚴重而不堪使用了，牙橋可能就要向左右擴增，變成四顆或五顆，其總計費用就擴增為14～16萬元。

一般而言，植牙的單價比傳統假牙高，所以平均一顆7～10萬元，但是沒有蛀牙的風險，如果能好好維護，有機會使用一輩子，也等於是一勞永逸。因此，若是從長期經濟效益與產品的價值來看，植牙對於長期受蛀牙困擾的民眾來說，當然是更有利的選擇。

Part 3

植體材質與牙冠材質

植牙材質對於植牙費用以及植牙的成功率有著相當大的影響。簡單來說，植牙材質可以概略將之分為植體材質和牙冠材質。挑選植體材質時最重要的考量是希望能夠讓骨整合完美成功，也就是讓人工植牙植入的植體可以跟牙床緊密結合；而牙冠材質的挑選，則以色澤是否趨近於人體的自然牙色為主。

植體材質說分明

植牙植體材質早期由歐洲開始進行研發，從黃金、白金到陶瓷，都曾經被嘗試作為植牙植體的材質。正如前文所說，植體材質最重要的任務是做骨整合，因此，目前市面上還是以最容易被人體接受、最不會發生排斥的鈦金屬為主（鈦金屬具有相當好的生物相容性）；也就是說，可以將鈦金屬經過適當的表面處理，以增加骨骼的密合度，來達到提高骨整合的效果。

另外，植體除了本身材質之外，大部分的植體廠商都會對植牙植體作特殊的表面處理，以促使骨頭可以更快速的生長、附著於植牙植體上，加速骨整合的完成。除了鈦金屬外，坊間也有少部份以氧化鋯或氫氧化鈣等特殊材質，利用噴砂來處理植牙植體，但也有一些廠商用酸蝕或者電擊的方式在植體的表面加工。

植牙材質的挑選

1.千萬別貪小便宜：曾有患者為了便宜一半的植牙費用，遠赴外縣市植牙，結果卻被惡質的密醫植入別人的牙齒，不僅往返的花費鉅大，還遭致如此不堪的結果，真是得不償失。

2.慎選植體廠商：植體最早是由瑞典開始進行研究，目前在植體研究開發方面，較具知名度的國際大廠也大都在歐洲，而歐、美、日近年都積極投入植牙植體的開發研究。但是專業牙醫師仍強調，並非所有來自歐洲的植體就是好的，只是坊間植牙專科醫師素質良莠不齊，經常會有不肖植牙專科醫師使用不良的大陸製植牙植體來壓低植牙費用，造成患者的傷害或治療問題。當然，並非所有大陸製植體品質一定都不好，只是目前大部分大陸製的植牙植體品質仍待時間、品質和檢測後的考驗。

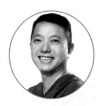 # 黃醫師的叮嚀：

❶ 選擇具有好口碑，且經過較多動物實驗和人體實驗的大廠牌，相對會有比較穩定的表現。

❷ 千萬別貪小便宜，以免為了減少植牙費用導致不堪的結果，得不償失。

❸ 大部分在植體研究開發方面較具知名度的國際大廠位於歐洲，目前歐、美都積極投入植牙植體的開發與研究。

❹ 經常會有不肖植牙專科醫師使用不良的大陸製植牙植體來壓低植牙費用，造成患者的遺憾或治療問題；當然，並非所有大陸的植體品質都不好，只是目前大部分大陸製的植牙植體品質仍待時間和檢測後的考驗。

「傳統植牙」 vs 「新式植牙」比一比

7

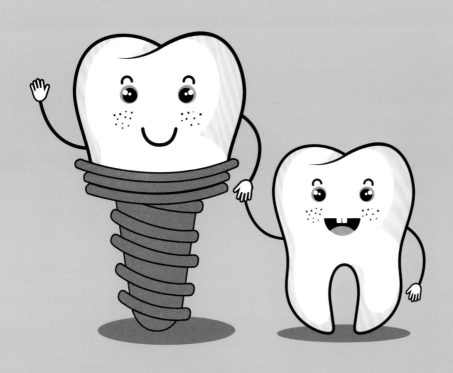

Part 1
植牙技術日新月異

　　裝戴假牙的目的，就是要讓缺牙者回復原本的咀嚼功能，重拾自信的笑容，所以假牙的結構及外型愈接近真牙，實用性與美觀性相對就愈好。

　　真牙的構造在牙齦的上方是牙冠，在牙齦的下方是牙根，牙根穩穩固定在齒槽骨上，支撐咬合力，使整顆牙齒保持挺立不搖的堅強狀態。傳統的全口假牙和活動式假牙，是沒有牙根的假牙，所以能承受的咬合力較弱，長期使用也有許多不便和缺點。最新的植牙技術，改進了傳統活動假牙的缺失，在缺牙的位置直接植入人工牙根，待人工牙根與骨頭生長密合後，再裝置假牙，使植牙的整體構造類似真牙，實用性與美觀性都大大增加了。

　　近年來植牙技術不斷進步，對於患者身體健康條件的限制也愈來愈小，大部分的人都適合植牙。但是植牙的費用較高，有些患者基於經濟條件的限制，只能選擇傳統假牙作為缺牙重建的方式，故傳統假牙仍有其存在的必要性與價值。

　　國內民眾對傳統假牙的製作較為熟悉，對人工植牙技術則較為陌生。植牙技術被引進國內的時間較晚，近年來新聞媒體又時常傳出一些植牙糾紛的報導，消費者若是不明其中的前因後果，很容易會被誤導，對植牙產生負面印象和排斥心理，實在相當可惜。

🦷 人工植牙vs傳統假牙

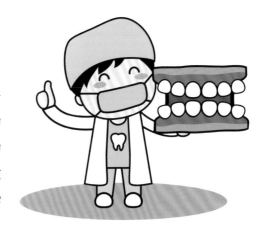

　　早期缺牙的患者想要做假牙，牙醫師通常會建議患者以活動假牙及固定式的牙冠牙橋為主。所謂的活動假牙是利用金屬鉤掛在旁邊的牙齒，飲食後或睡覺時，要取下來沖洗再浸泡水中；只是這樣每日穿戴之間，很容易產生變形。此外，活動假牙在咀嚼東西時，咀嚼力道比原生的牙齒小，所以就算配戴了活動假牙仍不適合咀嚼牛排或零食豆干等較有嚼勁的食物，且牙醫師在製作固定假牙時，為了要固定牙橋，需要修磨缺牙處兩側的鄰接牙齒，犧牲兩顆鄰牙部分齒質，當三顆牙套起來後就會形成牙橋，這也是所謂「缺一顆牙要補三顆」的道理。

　　相較於傳統的治療方式，植牙能蔚為風潮，自然有其優點。首先是傳統的牙橋需將前後牙齒修磨較小後方能裝戴，但人工植牙不必破壞真牙，便能製作固定假牙；再來就是植牙不像活動假牙的金屬掛鉤，其美觀效果看起來與自然的牙齒差不多，加上植牙後可擁有固定假牙，不需配戴活動假牙，可以提供比傳統活動假牙更好的穩固性與咀嚼力量。

　　除了上述優點外，由於牙齒被拔除後，齒槽骨會發生吸收改變，齒槽骨高度及寬度降低，如果齒槽骨吸收很嚴重時，會造成臉型改變，尤其是在前牙區，會使得上下唇形改變。透過植牙可預防牙齒脫落後的齒槽骨流失，避免造成臉部凹陷老化及咀嚼功能退化，這也是傳統治療方式所無法達成的。

　　人工植牙是目前最常用的口腔重建治療方式，而傳統的植牙方式第一階段必須將牙齦切開，把牙齦與齒槽骨剝離，牙醫師可用肉眼看清楚齒槽骨等組織，再進一步植入植體，讓植體埋在牙肉下方，度過整個癒合期。

　　第二階段就是在3～4個月的整合期後，植體與周圍的齒槽骨組織癒合牢固後，將牙齦切開，再將復套件鎖入已埋在齒槽骨的植體中心，一部份突出於口腔，在突出的部份做假牙，利用植體承受咬合力量，以恢復咀嚼的功能。

傳統植牙療程須歷時逾年

　　傳統植牙療程由術前的檢查至植牙手術，再到最後假牙的製作，整個療程需9～15個月的時間，其過程如下：

　　1.術前的檢查及口腔內評估：植牙前，需至門診接受口腔及X光檢查，X光檢查以口內小片子及斷層攝影為主，藉此評估骨質反骨量。若是複雜手術，還需要電腦斷層攝影，以上的X光攝影皆是自費項目，健保不給付。

　　另外，植牙前的牙齒有任何問題，或口腔內有感染現象，皆需控制好以後才能進行植牙手術，否則口腔內的任何感染源，都會影響植牙的成功率。

　　2.術前的潔牙訓練：病患若由於牙齒或日後植牙的清潔工作沒做好，會導致病菌堆積，影響植牙手術傷口的癒合，及日後植牙的穩定性，因此

術前患者都需接受潔牙訓練。

3.植牙手術與骨癒合：傳統植牙病患需接受兩次手術，第一階段植入人工牙根，手術後前兩個月需每1～2週回診檢查一次，之後視需要每1～3個月回診檢查。第一次手術後，上顎經過6～9個月、下顎經過4～6個月癒合後，再做第二階段手術，將癒合帽接在人工牙根上，讓牙肉復原，待傷口癒合2～3個星期，再開始製作假牙。

4.假牙製作：當植牙與牙床骨癒合後，就可以開始製作假牙。在製作的階段，會先給予病患臨時牙套，等病患適應咀嚼後，再給予永久假牙。

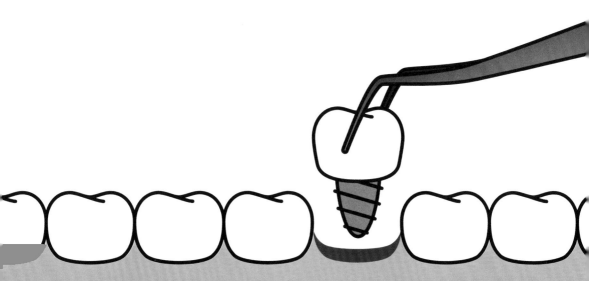

{ Part 3 }
{ 新式植牙只要一次手術 }

　　牙醫師進行植牙手術就好像建築師蓋房子一樣，有些房子地基穩，可以用預鑄工法縮短施工時間。所以近幾年，美國有一些植牙醫師提出「快速微創植牙」的新式植牙方式，可以縮短病人等待骨癒合的時間。

　　在傳統的植牙過程中要避免失敗，通常會經由X光片及電腦斷層對病患進行評估，若發現齒槽骨缺損較大，先翻瓣清創完畢後，必須先補足骨粉，進行牙床增高或牙床重建手術，等待牙骨完全長好癒合，才能放入植體，而且依個人骨頭癒合的情況，至少需費時半年到一年的時間，植牙才算大功告成。如此漫長的療程，常常令患者苦不堪言。

🦷 進步的新式植牙

　　現在，藉由新式無痛植牙術，不僅讓植牙過程更為自然安全，還能快速且輕鬆的完成治療，減少患者沉重的心理負擔。

　　隨著植牙技術精進，現代的新式植牙最快只要5分鐘，不需在牙肉上鑽洞，就能迅速將一體成型的特殊人工牙根快速鎖入，術後以一般的消炎止痛藥物治療，幾乎無傷口，也沒有腫痛感，直接裝配暫時假牙，可以很快進食，等到植牙傷口完全癒合後，就能裝上長期假牙，整個療程僅需1.5～3個月，不僅治療的時間快速，而且能減少許多痛苦。

　　不過，新式植牙是一種高專業的技術，除了術前的評估（包括照X光後，從影像中了解血管、神經以及上顎竇的位置，並掌握精確角度），醫師

還必須具有豐富且手術手感佳的經驗，才能確保手術萬無一失，圓滿成功。

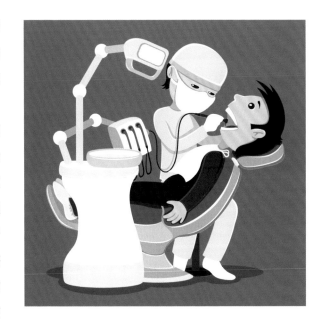

只要在經驗豐富的牙醫師判斷下，一般的牙床即可進行新式植牙，省去許多植牙過程的等待與痛苦。而植牙成功與否，除了考驗醫師的專業技術，植體的品質也不容忽視。市面上植體種類繁多，費用與特色也不盡相同，最好經過醫師術前的詳細評估，選擇適合病患骨床健康狀況的植體，才能提高植牙的成功機率。

最後是「術後保養」，再美再堅固的房子也要好好保養，人工植牙也是一樣，若沒有天天勤刷牙與定期檢查，就算使用了超高級的設備與技術，結果也是枉然。因此，植完牙後一定要依照指示去保養，才會是延長植牙使用年限的不二法門。

🦷 植牙加上麻醉──舒眠植牙

所謂的「舒眠植牙」，其實是牙科醫師與麻醉科醫師跨科攜手合作的創新技術。針對看牙醫總是有陰影、害怕看牙的患者，舒眠植牙提供了沒有壓力、沒有恐懼的植牙過程，整個療程都可以在最輕鬆愉快的氛圍下完成。

1.「舒眠植牙」這樣做！

舒眠植牙通常是用靜脈注射的方式，依個人體質給予適當劑量的「短效型鎮靜劑」，可以讓患者在治療過程中進入淺眠狀態；當患者躺在診療椅上，會完全感覺不到疼痛和壓力，也聽不到任何器械操作的聲音，一直到治療完成後麻藥效力消退，就如同睡了一覺醒來，植牙手術已經順利完成。

在整個手術過程中，麻醉醫師會陪同在側，並全程監控植牙患者的生理狀況；因為植牙的手術時間不長，所以鎮靜劑使用的劑量很低，患者在手術後很快就會清醒，屬於安全性很高的手術。

2. 適合「害怕看牙」的族群

在作者的個人經驗中，常常遇到一些非常害怕看牙醫的病患，這些人只要一坐上診療椅，整個人就會不自主的發抖，連牙齒都會敲出聲音，整個治療過程心情都難以平靜。類似這樣對「看牙」充滿恐懼的患者，植牙對他們來說更是必須承受偌大心理壓力的過程，而相對的，對於情緒如此緊繃的患者，也不利於牙醫師進行手術。

另外還有些患者的情況則完全相反，他們處於恐懼中的反應是全身僵直不動，可以如此苦撐到手術做完，全身肌肉才得以鬆懈，這種感覺比做了一整天的家事、上了一整天的班還要疲憊。所以，牙醫師在面對這群「緊張型」患者時，會在診療過程中放些輕柔的音樂，或是與病患聊天，來幫助他們紓解壓力或轉移注意力。

不過面對植牙手術時，真正能「放輕鬆」的患者少之又少；因此，「舒眠植牙」的確是一項體貼人性的重要發明，值得大力推廣。

Part 4
假牙設計原理

「固定式牙橋」的假牙製作原理

　　固定式牙橋適合運用在局部缺牙的重建，只要缺牙部位左右兩邊的牙齒是健康的，並足以承擔牙橋的咬合力，就可以嘗試去做。而固定式牙橋的製作原理是「缺一做三」，也就是缺了一顆真牙，必須做三顆假牙（包括缺牙部位和左右兩顆健康的牙齒）；若是缺二顆真牙，則要做四顆假牙，以此類推。

　　所謂「牙橋」，是指三顆以上相連的假牙，利用左右兩顆假牙套在健康的牙齒上，作為兩個固定的支撐點，就像一座橋樑架設在河床的左右兩邊，整座橋的重量平均分散在左右兩邊的橋墩。因此，兩邊健康的牙齒必須先將外形修磨變小，才能套上假牙。牙橋做好以後，咬合功能就會回復正常，不用再擔心牙齒傾倒和對咬牙增長的問題。

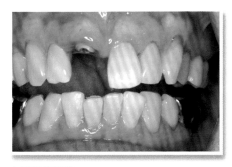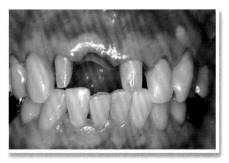

▲牙橋的構造

固定式假牙的材質，早期都是用金屬或金屬加瓷來製作，因為金屬有延展性，能增進瓷牙的耐用度，受力時較不易崩裂，但是這種假牙沒有透光性，和真牙的色澤完全不同，呈現出來的顏色較為「死白」，別人可從外觀一看就知道是假牙，很多患者也會因此覺得裝在門牙區明顯看起來就是假假的。

使用的金屬材質好壞也有差別，貴金屬成份愈高就愈不容易氧化導致變黑，鑄造的精準度也較高，可謂「一分錢，一分貨」的道理。有些患者的假牙在使用幾年以後，靠近牙齦的地方漸漸透出藍灰色，甚至有種髒髒的不潔淨感，就連勤刷牙也刷不乾淨，這樣的情況通常就是假牙內部金屬氧化變質所引起。

隨著現代人對審美的要求愈來愈高，因此假牙的材質也是不斷精進。近年來已經發展出高硬度的「全瓷假牙」，它具有真牙一樣的透光性，外觀也呈現出晶瑩透亮感，做好後與真牙並列，很難分辨出真假，是愛美的現代人的一大福音。不過，全瓷假牙的價格當然也比傳統假牙的價位更高些囉！

🦷 固定式牙橋的兩個缺點

缺點1：須犧牲健康好牙

做固定式牙橋至少需修磨掉兩顆好牙，雖然磨掉的牙齒外面有假牙保護，但是使用時間一久，真牙和假牙交界的地方還是有可能受到口水、牙菌斑的侵入，慢慢就形成蛀牙。

這種修磨過的牙齒，一旦有蛀牙，就會直接侵蝕到牙本質，惡化的速度很快，再加上外觀被假牙套住，非常不容易透過自我覺察來發現；倘若患者沒有定期到牙科診所做檢查，等到有牙痛再去求診，情況就會非常嚴重。

有鑑於做牙橋對健康牙齒的犧牲很大，因此牙醫師會建議缺牙的患者，除非是不得已的情況，否則都會建議選擇用植牙的方式來重建缺牙，以避免犧牲掉健康的牙齒。

假牙製作得再好，仍不如原本健康牙齒來得耐用與實用；固定假牙平均的使用壽命大約是7～10年，若病患多加注意口腔清潔，並維持得較好，還有定期回診做檢查，假牙的使用時效就會更久。

牙醫師也建議更換假牙（或植牙）後的病患，在飲食上要避免咬太硬或太堅韌的食物，例如檳榔、骨頭、冰塊、甘蔗、榴子頭等，以免一不小心就發生假牙脫落或斷裂的意外，而縮短假牙的使用壽命。

缺點2：牙齦出現萎縮的問題

牙橋的中段沒有牙根，因此缺牙的位置必須使用假牙來填補，但假牙只是緊靠在牙齦上方，時間一久，齒槽骨便會慢慢流失掉，並造成牙齦漸漸地出現萎縮，開始在牙橋下方（假牙與牙齦之間）形成空隙。

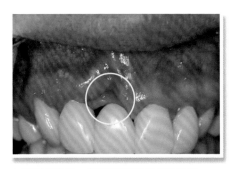

▲牙齦萎縮後，造成牙橋底部外露情況。

一旦出現這種情況，非但不美觀，麻煩的還有每次吃完東西，就會有大量食物殘渣堆積在這些空隙之間，即便刷牙仍無法完全清除乾淨。空隙處就成為滋生細菌的溫床，引發口臭、牙齦炎和牙周病等問題。因此當牙齦開始出現萎縮的情況，患者就要注意口腔狀況，若有需要則必須重新製作牙橋。只是牙齦萎縮以後，若想捨棄牙橋改做植牙，還得重建骨質，勢必要增加植牙的治療時間和費用。

哪些情況不適合做牙橋？

患有牙周病的患者，其牙根本來就不穩固，因此不適合做牙橋；若是勉強做了牙橋，只會讓牙周病蔓延得更快，「橋墩」不穩固，讓牙橋的使用壽命不長，最後甚至整口牙齒掉光光。

當缺牙情況較多時，就必須做成較長的牙橋，如此卻可能使得健康牙齒需承受更大負擔，造成損傷情形。所以當患者在「缺牙太多、好牙不多」的情況下，就不適合做牙橋或固定式假牙，必須選擇活動假牙或植牙，對口腔整體健康來說是比較有益的。

超級比一比：植牙、牙橋、活動假牙

	人工植牙	傳統牙橋	活動假牙
修磨牙齒	不需要	需要	視情況
咬合力	強	普通	弱
美觀	強	普通	弱
蛀牙風險	無	易再次蛀牙	易再次蛀牙
治療費用	高	中	低

Part 5
活動假牙

活動假牙的運用

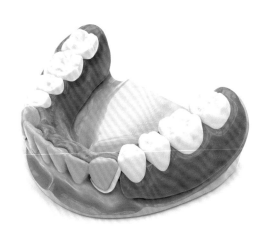

所謂的「活動假牙」，是指使用者可以隨時隨地裝戴和卸下的假牙，需要的時候可以自行戴上，吃完飯和睡覺前再自行取下清洗。目前最常見的活動假牙有「局部活動假牙」和「全口假牙」兩種型式。

類型1：局部活動假牙

「局部活動假牙」是給口中缺牙較多的患者使用，活動假牙上裝有掛鉤，用以固定在剩餘的牙齒上，可暫時回復齒列的完整性，方便咬碎食物。而部分托牙的掛鉤材質通常是金屬線，每使用半年至一年就會變鬆，所以一定要定期回診並重新調整。定期調整除了可維持假牙的使用效能，還可以保護現存不多的健康牙齒。

類型2：全口假牙

「全口假牙」是給沒有牙齒的患者使用，其構造包含假牙和底座，底座的形狀和牙床形狀基本上是互相穩合的，可分別裝戴在上、下牙床，其外觀上看起來跟一副全新的牙齒差別不大。

有醫學研究顯示，全口假牙有助於減緩牙齦萎縮的速度，患者若能配

戴一副製作精良的活動假牙，就不會過度使用假牙；只要避免咬太硬、太堅韌的食物，其咬合力量可以平均分散在牙床上，讓牙齦萎縮的速度比完全不戴假牙的患者來得慢。

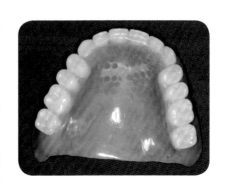

因此，「全口活動假牙」能幫助無牙的患者恢復一部分咀嚼功能，且恢復正常的咬合高度，並使嘴唇和臉頰的凹陷問題得以改善；若患者的牙齦能維持在較佳的狀態，未來要改採植牙也更加容易。此外，患者配戴全口假牙後，法令紋也會有變淺的額外效果，使用後看起來立刻年輕好幾歲呢！

哪些人需要裝戴活動假牙？

全口缺牙或大量缺牙的患者，因口腔條件或經濟限制無法採植牙方式，就必須使用活動假牙來回復咀嚼功能和牙齒的美觀。但活動假牙的咬合力不如固定假牙的效用強，因此在運用和適應上也有許多不方便，一般人還是傾向選用固定假牙或植牙的方式。

對於全口缺牙或是缺牙太多而剩餘牙齒狀況又不佳的患者，並不適合裝戴固定假牙，只適合做植牙。只是植牙的費用比假牙相對來得高，若是患者的經濟條件不許可，那麼只能先暫用活動假牙，來協助回復正常飲食的咀嚼功能。

使用活動假牙的注意事項

1.容易脫落：活動假牙最大的缺點就是容易脫落，尤其像全口假牙，完全是靠牙齦來固定位置，所以使用時必須十分小心，若患者的牙齦愈平

坦，假牙脫落的情況就越容易出現；患者可能會在聊天、唱歌或咳嗽的時候，不小心讓假牙脫離正確位置，造成「脫口而出」的窘境。

其實假牙脫口而出頂多就是有些尷尬，重新戴回去就好，比較危險的狀況是不小心把活動假牙吞進咽喉裡，因此配戴活動假牙的患者，吃飯時一定要養成細嚼慢嚥並專心吃飯的好習慣。

此外，為防止活動假牙容易脫落，飲食上有些限制就必須遵守，例如：盡量避免吃麻糬或麥芽糖等會黏牙的食物，以免假牙和麻糬一拍即合、難分難捨，最後只好全部吐出來慢慢清理乾淨。

市面上所販售的「假牙黏著劑」，用來改善全口假牙容易脫落的缺點，少量使用即能將假牙底座黏附在牙床上。若是在飯前塗上，即可增加假牙的固定度，用餐時假牙就不會鬆脫；建議一天通常可以使用三次，睡覺前再拔下來清洗即可。

2.不要咬過硬的食物：全口假牙是直接接觸牙齦，由牙齦來承擔所有的咬合力，所以常咬太硬的東西，對牙床是一種過度的負擔；因此，配戴全口活動假牙的患者不能咬太硬的東西，以免牙床受傷，且容易磨擦口腔造成破皮，還會加速牙齦的萎縮。

3.前牙只具美觀作用：全口活動假牙的前排門牙，基本上是「不夠力」的，它無法像真牙一樣分切大塊食物，通常只具有美觀的功能；而後排的臼齒才真正有實際作用，可以幫助嚼碎食物。配戴假牙的患者在吃東西時，必須先用餐具將食物分切成小塊後，再送入口中用臼齒慢慢嚼碎。

4.發音問題可透過矯正改善：剛開始裝戴活動假牙時，患者會有明顯講話發音不標準的狀況，這是因為口腔不習慣異物而導致的正常現象；牙醫師建議，患者可每天練習配帶著假牙朗讀書報，來矯正發音異常的問題，大約持續矯正一個月，即可回復正常的發音方式。

5.適應期要撐過：大部分的活動假牙在製作完成後，都需要後續的適應與調整，這個過程需要患者和牙醫師通力合作，並付出較多耐心，才能把適應期縮短。

在配戴假牙的初期，醫師為了加速患者對假牙的適應，會要求使用者一天24小時都配戴，連睡覺時也先不要拿下來；如此持續至少半個月後，就會發現越來越適應。這段時間牙齦可能會有局部小傷口，所以必須遵照醫囑的日期回診（視患者情況，基本上每隔1～3天就應回診一次），讓醫師依據傷口所在的位置來修改假牙；通常經過3～5次的調整後，牙齦就明顯不會再出現新的傷口，如此即算調整成功。

在調整並適應假牙期間，有些患者因為耐不住傷口疼痛就脫下來不戴，等到回診時傷口已經癒合，這樣其實就錯過一次正確的調整機會；因為患者憑記憶指出的傷口位置，其實很難精準到位，藉由這些微小且痛感不大的傷口，讓醫師能明確檢查出摩擦位置，才能將假牙修改到更加精確、符合患者的口腔形狀。若不聽醫囑，長此以往一再重複脫戴，調整的次數勢必增加，適應期也就必須拉長。

6.每日清潔要徹底：每天睡覺前至少清潔假牙一次，先用假牙專用的牙刷刷乾淨，再放入冷開水中浸泡；浸泡的水中可放入假牙清潔錠消毒殺菌，隔天早上拿出清洗後再重新戴上。若是假牙的清潔做得不夠徹底，會讓細菌殘留，細菌會感染口中的小傷口，引起牙齦發炎腫痛，患者不僅要適應假牙，還要忍受發炎的疼痛。

除了活動假牙需要徹底清潔，患者也要維持三餐飯後刷牙的好習慣，透過仔細清潔口腔和剩餘牙齒，才可維持假牙的使用期限；而全口假牙的患者，即便不需刷牙，仍要多漱口，才能把口中的食物殘渣完全清除乾淨。

7.定期回診並配合醫囑：活動假牙在使用上的確有諸多不便之處，但許多高齡老人們還是靠著它的幫助，才可繼續自在的享受美食、重拾外表的自信心，讓老年生活的心境維持開朗快樂，健康亦可獲得改善。

在剛使用活動假牙時，一定會覺得口中有異物感，而一旦適應以後，有機會達到「物我兩忘」的境界。有些花了大錢做全口活動假牙的高齡患者，卻因為適應不良、牙齦破皮導致疼痛難耐，所以寧願把假牙束之高閣，繼續忍受口中無牙的不方便，或因此歸咎於「假牙做得不合」或「醫生技術不好」等推拖之詞。

還是要特別提醒，新做好的假牙，有90％至少都需要調整3～5次，更需要患者付出「長期耐心」來配合；這個「耐心」是不辭辛勞的按時回診，並且一天24小時配戴，而非用在「忍耐疼痛」上。

牙醫師會安排密集回診的目的，在於趁著傷口形成之初，找出最精確的修改位置，當修改完後傷口漸漸復原，假牙就會更加服貼好用。不可諱言，許多對假牙適應不良導致失敗的案例，幾乎都是這個環節出了問題，最後不僅讓患者覺得損失金錢又受氣，連醫生也背負「技術不好」的冤名，導致雙輸的局面。

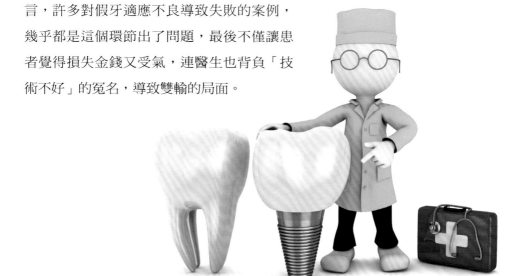

Part 6
植牙新趨勢 —— 即拔即種型

　　拜科技日新月異所賜，「即拔即種」已成為植牙領域的新趨勢。「即拔即種」是「立即拔牙並植牙」的簡稱，是在拔牙的同時植入人工牙根，且以一階段手術進行，免除二階段手術的創傷；也就是說，從開始治療到假牙完成，病患僅需要接受一次局部麻醉與手術，節省半年等待拔牙傷口癒合與骨頭再生的時間，故可以在6個月內完成植牙療程。

　　「即拔即種」治療方式的好處是縮短傷口癒合時間、避免牙床萎縮、外型較美觀，而且手術所引起的傷口較小、術後癒合更快，是更為理想的治療方式。

「即拔即種」的植牙方式

　　「即拔即種」的植牙方式，是在拔完牙後立刻植入牙根，並直接裝上假牙；而這種「即拔即種」的特殊需求，最常見的狀況是門齒（門齒、側門齒、犬齒）因為意外傷害造成的損壞，必須立即將牙齒拔除的情況。

　　門齒的牙根通常是單牙根，剛拔下牙齒時，牙窩洞的空間正好適合放置人工牙根，只要牙齦沒有發炎或感染的情況，就可以用這種快速的方式來植牙。不過仍須經過醫師的仔細評估，並不是所有的情況都適用，且假牙的製作需要5～7天的時間，所以立即植牙的假牙通常是「臨時性假牙」，只是暫時裝上去代用幾天，等到「正式假牙」製作完成後就會更替；所以，待臨時假牙取下再重新裝上正式的假牙，才算是完成植牙的完整療程。

　　有些植牙案例像是上班族在上班途中發生小車禍，不幸撞斷了好幾顆牙齒，緊急前來牙醫診所治療；此時，患者多半希望先盡速恢復牙齒門面的美觀，若經醫師評估情況允許，就會採「即拔即種」（先拔除損壞的牙齒並立即植牙）的方式來處理。接受這樣方式的患者，通常手術成功後只需回家休息半日，隔天就可恢復正常上班，生活完全不會受到任何影響。

「即拔即種」植牙實例

　　張簡老師因為打籃球而撞斷一顆門牙，特地從南投北上求診，希望可以尋求立刻解決牙齒美觀的治療方法。

　　經過牙醫師診斷後，認為張簡老師適合以「立即拔牙、立即植牙、立即假牙」的最快速方式解決，並在同一次門診時間內快速將植牙與假牙完成，讓張簡老師可以馬上恢復美觀，返鄉後也不影響正常生活。

張簡老師的牙齒X光片

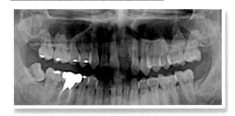 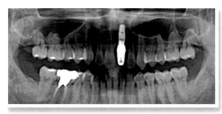

▲手術前　　　　　　　　　　　　▲手術後

張簡老師的植牙過程

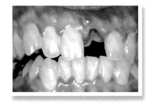 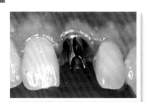 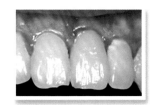

▲手術前　　　　　　▲植入植體　　　　　　▲裝戴瓷牙套

Part 7
雷射植牙

　　傳統的植牙手術需使用手術刀、高速鑽頭等來處理口腔的軟硬組織，傷口較大，恢復期又長，容易受到感染。拔牙後必須等待2～3個月傷口恢復後，才能植入牙根，通常得等待3～6個月才能裝上假牙。若還需要補骨，植完一顆牙常常需要花上一年半載的時間，也增加感染機率。

　　而具有殺菌功能的「雷射植牙」，則是利用雷射汽化、切開牙床，號稱在3～5分鐘內就能完成的植牙手術，不僅大幅縮減手術時間，術後也幾乎不需吃止痛藥。此法可快速完成植牙，平均植入一顆牙只需3～5分鐘，大幅降低手術過程感染的風險，對於糖尿病及其他慢性病患者來說無異是一大福音。

🦷 認識雷射植牙

　　所謂雷射植牙，當然是運用特定波長數據（雷射）進行植牙，但它對於植牙手術全程的重建效果還有待商榷。

　　一般雷射植牙是利用500nm～10000nm的波長產生氣化，讓能量劃開牙齦表層的軟組織（牙肉），減少植牙手術過程的流血量與疼痛感，適合怕痛又怕流血的患者。

　　然而，若想要進一步進行植牙的其他步驟，仍需要靠其他專業器具、機器，以及醫師的技術，才能完成整個植牙療程。一般在植牙的過程中，牙醫師會準備一整套的植牙器械，在手術過程中，醫師會根據每個人的狀

況，使用不同的工具，有些人是用刀片劃開牙齦，有些人是藉由雷射劃開植入的區域。

雷射植牙的醫療功效

雷射植牙的功能嚴格來說，主要是運用在植牙過程中劃開軟組織表面的部分，若是想在牙床上鑽出符合人工植牙的孔洞，則有待更精良的技術開發。以目前的技術來說，要運用雷射鑽出符合植入人工牙根大小的孔洞，其實是不太可行的，而且每個人工牙根都有它的特殊形狀，如大小、長度、直徑等。專業牙醫師大多會根據不同人工牙根的形狀，在牙床上運用植牙機，以此鑽出符合人工牙根大小的孔洞。

雷射是運用單發波長產生能量，或許可以在牙床骨上鑽出洞孔，但鑽出來的洞卻無法形成適合的形狀、深度，以致無法創造出完全符合人工牙根的空間，使假牙無法在牙床骨中穩定下來。

為了彌補雷射植牙鑽洞上的缺憾，仍需要使用植牙機進行鑽洞等過程。此外，1990年代國外有項研究指出，運用雷射在牙床骨上鑽洞，雷射產生的能量會讓骨骼產生碳化現象，可能會影響傷口癒合能力與速度，使傷口復原變慢。

雷射療法目前仍有其不足

雷射植牙是運用能量將軟組織劃開，宣稱不用手術刀劃開，以降低手術過程的疼痛感與流血量。然而，若想要進行深層的醫療處理，如去除牙菌斑、牙結石、牙齦翻開，以及牙床骨頭平整術等深層問題時，雷射療法仍有其不足。

雷射療法並不能有效解決深層問題，無法完全清除乾淨治療部位的深

層面，如牙根。尤其是狀況嚴重的患者，一定要將牙齦翻開，才能看清需要治療的地方，再將牙齒不該有的壞菌與髒東西清除乾淨，牙床骨頭才能進行平整術，使牙床規律整齊，牙齒的癒合能力才會好。因此，雷射植牙的療效目前恐怕無法達到醫療界期望的效果。

雷射植牙的治療過程

雷射療法的優勢之一是具有殺菌功能，因為它產生的能量會讓病菌不適合此環境。所以，若軟組織部位有細菌存在，可運用雷射減少含菌量。但可否植牙的先決條件，就是治療部位必須處於乾淨無菌的狀態，才能進行植牙手術，且雷射對於植牙的用處只在於剛開始劃開牙肉的部分，劃開傷口處本來就是無菌無感染的。因此，雷射植牙必須是正常組織處於健康的狀態。

雷射植牙除了第一步驟不是以刀片劃開傷口之外，其他步驟與一般植牙方法一樣。如患者發現缺牙太久，導致上顎後牙區骨頭萎縮無法植牙；或是有些人天生鼻竇就較低，導致上顎後牙區齒槽骨骨頭不夠植牙；有些人則是受到牙周病的侵蝕，上顎後牙區齒槽骨萎縮，無法植牙；也有些人因為植入牙齒部位間的骨高度條件不理想，就必須加以改善與補救，進行鼻竇增高術來增加骨頭高度，以增加植牙的成功率。

總而言之，雷射植牙適合所有植牙手術最開端的「劃開牙肉」步驟，之後的治療方式就必須考量病患的條件，以選擇適合的植牙方法。雷射植牙的用處在於最開始劃開的那一道切口，其他治療流程與一般植牙方式一模一樣。

至於糖尿病患若要進行雷射植牙，牙醫師會建議患者必須是3個月的糖化血色素（HbA1C）在7以下，屬於正常狀況，才合乎進行雷射植牙的

標準；若糖化血色素數值在8～10時，醫師進行雷射植牙時必須多加留心注意；數值超過10以上的糖尿病患者，則不建議進行雷射植牙，以免傷口流血不止，且無法正常癒合。

雷射植牙的術後保養與注意事項

1.術後請勿用力漱口、吐口水或吸吮、用舌頭舔弄傷口，以免造成縫線脫落，影響傷口癒合。

2.植牙區已做縫合，若有滲血絲的情形屬正常現象，勿擔心；倘若持續性流血不止，須盡快回診。

3.手術當天至第二天要多冰敷，才能減少腫脹及疼痛。而冰敷每次約5～10分鐘，休息5分鐘；如此反覆，儘量冰敷到就寢。

4.術後當晚可使用2個枕頭來抬高頭部，以減少手術區的腫脹。

5.植牙後避免從事劇烈運動，如慢跑、游泳、球類運動、過度上下樓梯等，避免傷口感染或影響傷口癒合。

6.請勿吸煙、喝酒，避免食用過熱、過硬、油炸等食物；若條件許可，剛植牙初期可將飯菜煮軟後再進食，或食用流質食物，但不要用吸管吸食，以減少對傷口的壓力與刺激。

7.注意補充營養，如攝取可修護傷口的維他命C等，以幫助傷口盡快癒合修復。

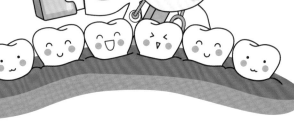

8.術後刷牙要小心，勿刷到植牙手術區，而且術後前幾天先不要使用牙膏，因為牙膏內含物會刺激傷口，影響癒合。可以牙線輔助清潔，並使用醫師給的專用漱口水。

9.遵照醫師指示及處方服藥，所有開立的藥物都是術後治療用，不要自行更改或擅自停藥。

10.避免作息不正常或熬夜，以免影響傷口癒合。

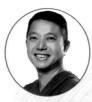

黃醫師的叮嚀：

❶ 微創植牙與一般人工植牙差別在於傷口大小，區分成「不翻瓣手術植牙」及「翻瓣手術植牙」。

❷ 微創植牙：手術方式是以手術器械將植牙區域的牙肉切除後再進行植牙，優點是手術後傷口比較小、流血也比較少，手術所需時間也相對較短，可減少疼痛復原時間。

❸ 傳統植牙：手術方式是翻開牙齦植入人工牙根後再縫合起來。傳統手術植牙的好處是不會犧牲任何牙齦組織，並可精確地對齊骨床角度；另外，當醫師發現骨床不足時，還可同時添加補骨材料於齒槽中，術後通常也不會有嚴重的紅腫疼痛。

❹ 微創植牙聽起來似乎比傳統植牙好，但想要接受微創植牙的患者，須經醫師評估患者的口腔與身體狀況，並且盡量符合患者需求，才能替患者執行最適宜的人工植牙手術。

微創植牙
有哪些方式？

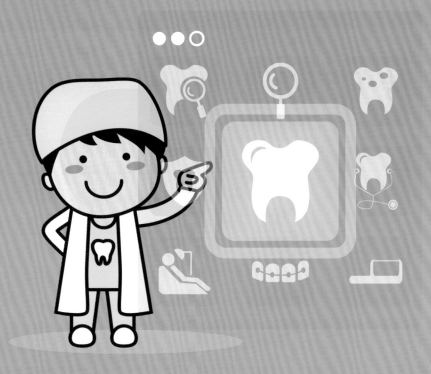

　　琳瑯滿目的植牙方法中，到底該選擇哪一種做為自己的植牙方式呢？這個問題往往是患者最感困擾的。

　　若牙醫師只看X光片就進行植牙，在無法看清神經位置及骨頭狀況下，很可能容易打到神經或大血管。就像怪手在挖馬路，如果沒有一張清楚的地下管線圖，不知道會挖出什麼意外，所以也稱為「瞎子植牙法」。但目前植牙手術已有很大的進步，如利用微創3D電腦引導植牙系統，並且透過專利模擬手術模板技術，完全不翻瓣，大幅減少患者的疼痛與腫脹，無需任何癒合時間，最快甚至僅需1小時，就能恢復正常的咀嚼，不影響生活與工作。

　　藉由電腦來精確掃描出牙齒和牙床的狀況，以此設計出「手術模板」，精確判斷人工牙根最佳的植入位置和植入深度，也可在電腦的引導下，使用定位立即植牙，此系統很符合老年患者需要無傷口、不腫痛、癒合快的基本需求。

　　現代人很喜歡獨特、方便又有效果的醫療風格，透過這種植牙方式，似乎也宣告「量身打造」的植牙科技新時代已經來臨。

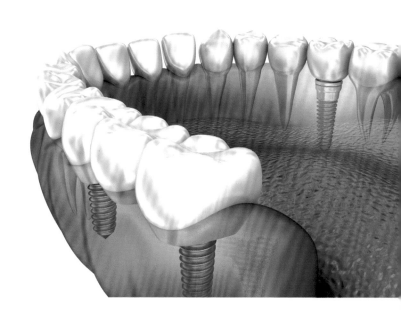

Part 1

使用一般X光片——2D微創植牙

🦷 什麼是「2D植牙」？

2D植牙是利用X光平面影像技術，為患者作植牙前的檢查，醫生可借由X光片估算出齒槽骨的高度和寬度，作為植牙手術計畫的依據。

患者的X光是屬於平面透視重疊影像，在視覺上有許多死角，即使同時拍攝多張不同角度的影像做相互對照，仍須醫師依經驗來判斷最佳的植牙位置、角度與深度，所以植牙醫師的經驗相當重要。

由於X光影像無法顯示骨質密度與牙周附近神經分佈的位置，所以用2D植牙，植牙醫師的經驗多寡與技術純熟與否，勢必影響植牙的結果。而臨床上曾經發生過人工牙根壓迫到神經，手術後患者半邊顏面神經麻痺，或是穿透鼻竇腔造成鼻竇炎的案例，這都是使用2D植牙手術的風險。

雖然有負面的評價，2D植牙的模式目前仍是市場主流，所以有人會將植牙手術失敗的例子歸咎給個人運氣不好或體質不佳等因素，只是植牙失敗的患者多半不會相信，手術的成敗與捉摸不定的「運氣」和「體質」有相關。

隨著植牙科技不斷進步，現在已經有許多更安全的植牙方式可供選擇，配合更精密的檢測儀器，用以取代傳統的2D植牙，大大降低手術失敗的風險；不過這些更進步的技術在費用上當然會比2D植牙高些，但仍是一筆值得的健康投資！

Part 2
使用CT電腦評估——
3D微創植牙

數位電腦斷層（簡稱3D微創斷層）可算是目前牙醫界最高級的檢查儀器，其對牙醫師和患者來說都是一大福音哦！

🦷 3D數位電腦斷層掃描的優點

3D數位電腦斷層掃描是透過儀器歷時14秒的拍攝過程，取得患者頭顱各角度的影像，並能更深入檢視患者口腔狀況，以真正達到精密的全口健康檢查。且3D數位電腦斷層掃描能進行大範圍的拍攝，使患者不需重複進行傳統X光的曝射，可將幅射劑量降至最低，且節省患者等待的時間。

尤其對「人工植牙手術」來說，3D數位電腦斷層掃描的術前檢查是對醫病雙方更有保障的檢查項目。因為植牙手術屬於專業技術，要求較高的手術技能，人工植牙療程需要局部麻醉，並以傳統手術刀切割傷口後縫合，也就是說，植牙後需等待3～4個月傷口復原後，才能再裝上假牙；若是使用傳統的2D掃描，其實還是非常仰賴牙醫師本身的臨床經驗，倘若植牙醫師的經驗不足或處理不當，還是會發生顏面容易腫脹、傷口容易感染發炎，或是植牙後牙齒歪斜造成咬合不正，而影響牙齒壽命等等問題。

透過3D數位電腦斷層掃描這種算是目前最新的斷層掃描技術，不僅具有超高精準度，還有無視覺死角的技術優勢，讓植牙成功率更往前邁進一步，對於人工植牙的風險也更降低了。

🦷 3D數位電腦斷層掃描的植牙方式

　　3D數位電腦斷層掃描是目前市面上劑量低且安全性高的選擇，3D植牙科技產品的誕生，目的就是幫助提升植牙的專業度與精確度，患者在進行植牙醫療前，建議多方評估，選擇與時俱進的植牙科技、口碑值得信賴的植牙診所與經驗豐富的植牙醫師，如此，就能確保人工植牙的高成功率，享受植牙帶來的美麗人生。

　　3D數位電腦斷層掃描能降低人工植牙時，因人為判斷不準確產生的誤差，導致手術時間加長產生的不舒適感，又因為雷射的滅菌力高，所以更能大大降低人工植牙術後感染發炎的機會。反之，若患者沒有事先拍攝牙齒的全口3D電腦斷層掃描，僅拍攝傳統的牙科平面X光，常會因為影像的重疊、失真變形及組織重疊的畫面限制，使得專業的人工植牙醫師只能從經驗值去判斷，容易造成誤判，患者更必須承擔傳統掃描較高劑量的輻射風險，因此，全口3D數位電腦斷層掃描的發明，可說是牙科檢查的一大利器！

🦷 3D免開刀植牙

　　現代的醫療技術日新月異，植牙也已進入「3D免開刀植牙」的新領域，其好處是提供病患無痛無腫、不用切開牙肉、不用術後縫合、安全性高、植牙速度快，而且治療後即可進食，對許多缺牙和植牙的患者而言的確是一大福音。

　　3D微創斷層植牙會先請患者拍攝CT（電腦斷層攝影）後，再經由專業軟體於電腦中先行模擬患者的植牙位置，製作出手術定位模板，以方便真正手術時利用定位釘（Anchor pin）做出定位，有別於以往要翻瓣置入人工植牙的方式。

　　3D微創斷層植牙的術後保養非常簡單，只要吃的食物不要過熱、三餐飯後記得用漱口水漱口，以保持口腔衛生即可。由於少數患者因體質關係，治療後可能會有輕度局部腫脹，這種情況通常1～3天左右會逐漸消退，只要術後依照醫師指示口服抗生素預防感染，就不會有嚴重的不良後果。

　　3D微創斷層植牙這種植牙方式傷口非常小，而且術後疼痛感非常低；在治療過程中，皆由電腦評估並測量植牙相對平行度、人工植牙尺寸、假牙美觀度等項目，如此可維護好植牙的長期使用效果。甚至在治療過程中，牙病患者臨時有假牙的需求，也可以立即放上暫時假牙。治療完後馬上就可以恢復正常飲食，即是3D微創斷層植牙技術搭配優良專業牙醫師的絕佳表現。

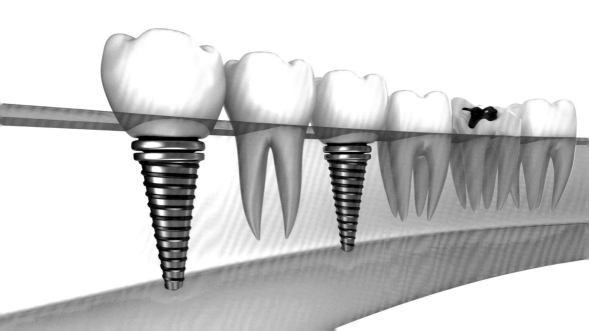

3D微創斷層植牙引領未來植牙趨勢

人工植牙技術在21世紀不斷進步，需求的人數也節節攀升；對於植牙科技的日新月異，3D微創斷層植牙預料將是未來的發展趨勢。而使用雷射植牙搭配3D微創斷層，讓手術無傷口，加上麻醉劑量少（也就不用擔心病患血壓突然升高的問題）等種種優點，讓現代植牙技術往前邁進了一大步。

目前已有雷射植牙與3D微創斷層植牙結合在一起，在英國稱為「下午茶」的植牙套餐。患者早上接受完植牙手術後，下午就可以輕鬆地與朋友相約，一起享受悠閒的午茶約會。突破以往人工植牙需要的時間限制（大約6～8個月的治療期），3D微創斷層植牙大幅縮短療程時間，讓病患在手術前經由CT斷層攝影檢查，加上3D的手術影像（有如活體解剖般的立體影像）後，可讓牙醫師在實際的骨骼空間中找出最佳的植牙角度。

借助全口3D電腦斷層掃描的檢查，拍攝出患者口腔斷層和病灶，使口腔狀況一覽無遺；如此精準呈現口腔的影像，完整顯示骨骼深度以及神經位置，並在電腦中建構出植牙區的立體影像，讓人工植牙醫師能更準確的知道患者口腔的狀況。由此可知，此技術在植牙之前就可預先透過3D模擬看見治療後的效果，大幅提高人工植牙的成功率與準確度，並有助人工植牙後牙齒形態的美觀與咬合的長久穩定，怎麼不令人心動！

3D植牙特別適用大範圍植牙

在進行3D斷層微創植牙術前，牙醫師會先請患者拍攝電腦斷層（CT-SCAN），透過斷層掃描的立體影像診斷出患者的口腔狀況，包括：牙周狀況、骨質狀態（高度、寬度、密度、形狀、角度等）、牙齒排列狀況、牙齒本身結構狀況、神經血管分布狀況等，然後再經由專業軟體於電腦中

先行模擬出最理想的植牙位置，用數位科技製作出精準的手術定位模板，依照模板設定的位置、深度與角度來植牙。

當牙醫師進行手術時，就可以利用定位釘來做定位，即可不用翻瓣置入人工植牙。利用3D斷層微創植牙這種方式，傷口非常小，且術後疼痛感非常低，藉由電腦來評估和測量患者需要植牙的相對平行度、人工植牙尺寸、假牙美觀等，以維護植牙的長期使用效果。如果患者有臨時假牙的需求，甚至可以立即放上暫時假牙，以恢復基本的咀嚼功能，這就是人工植牙搭配斷層掃描的優點。

3D植牙尤其適合運用在大範圍植牙、全口植牙，因3D影像可以在植牙前模疑植牙的結果，並預先製作出合適的假牙外觀形態，牙醫師和患者可以透過3D影像模型做出討論，例如：牙齒的大小、形狀、植入的角度等植牙項目，依照個人喜好馬上做修改，並重新模擬出新的植牙模型，等患者與醫師達成共識後，再正式進行植牙手術。如此一來，患者對手術結果可以更為滿意，治療後也較沒有適應不良的問題。

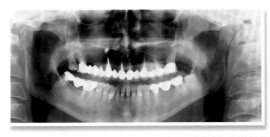
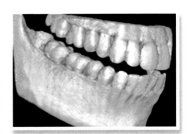

▲2D影像與3D影像的差異

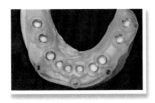
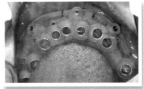
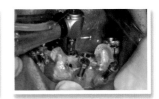

🦷 人工植牙三優點

1.構造似真牙，維持牙齦不萎縮：牙齦只要長期處於缺牙的狀態，齒槽骨慢慢就會流失，牙齦也會逐漸萎縮。但是透過人工植牙，使用人工牙根承受咬合力，可以持續刺激齒槽骨，長保牙齦健康不萎縮。

此外，許多文獻亦指出，因為植牙的植體與口腔牙床、周圍骨頭的密合度會慢慢增加，對於咬合的緊密度和牙齒穩固力都會增強，這是傳統假牙無法相比的優勢。

2.口腔清潔比傳統假牙容易：每顆植牙都是獨立的，和真牙是相同的構造，所以清潔牙齒的方式如同一般正常牙齒。植牙需要隨時保持清潔，每餐飯後應使用牙刷和牙線維持口腔衛生。

植牙的材料不會受到牙菌斑的侵蝕，所以永遠不會有蛀牙的問題發生，但仍然要預防牙周病對牙齦的侵害，所以齒縫和牙齒頸部的清潔要特別注意，避免牙菌斑堆積。定期的潔牙項目也不可少，如牙齒檢查和洗牙，才能維持牙齦的長久健康。

3.適合慢性病及銀髮族群：新興牙醫的技術進展，除了將醫療成果朝向更臻完美的境界，同時也致力於減低患者在治療過程中的疼痛和恐懼，「微創植牙手術」就是基於這樣的要求而興起的技術。

各類植牙手術方式的進步，不僅讓手術過程更舒適、手術更快速（約5分鐘），且手術的傷口變小（3～4mm）、出血也微量；在植牙手術中可以不用縫合，術後也免拆線，因此傷口復原的時間能大幅縮短，使感染風險降至最低。

微創植牙手術屬於低侵入性的小手術，且術後只要依醫師指示服用消炎和止痛藥，大部分患者都不會再發生腫痛的不適感，對日常生活和工作完全不會有影響。尤其對於免疫力較弱、傷口復原能力較差的銀髮族、高

血壓和糖尿病患者來說，屬於安全性很高的植牙方式。

該如何選擇合適的植牙方式？

目前坊間的植牙方式琳瑯滿目，沒有任何一種方式是絕對好或絕對壞的，對每一位植牙患者而言，應該視本身的口腔條件、身體健康及經濟狀況來選擇，最先進的方式不見得對每個人都會是最好的；可以說，植牙的方式與治療沒有絕對或最好的方式，只有最適合自己的方式！

以舒適度較高的「3D微創植牙」為例，若患者本身牙齦已經出現嚴重萎縮，無法立即享受如此輕鬆舒適的手術，那就應選擇使用傳統的翻瓣手術，才能填補骨質；若是牙周病患者要植牙，在病情沒有得到控制之前，不但不適合植牙，更不適合裝置傳統假牙，患者最優先要做的是完成牙周病的階段性治療，待牙周病穩定後才能進行缺牙重建。至於其他的慢性病患者，如糖尿病、心臟病等，也必須優先將身體維持在最穩定的情況，並在與牙醫師詳細諮詢後，才能接受植牙手術。

無論醫療科技如何進步，還是有其無法做到的植牙限制，所以預防仍是勝於治療，大家除了珍重愛護自己的身體，同時還要好好照顧自己的牙齒。試想，若是人能活到高齡，髮已蒼蒼、視已茫茫之際，卻仍保有一口健康有力的自然牙，自在健康的享受飲食樂趣，那真是人生最大的幸福了！

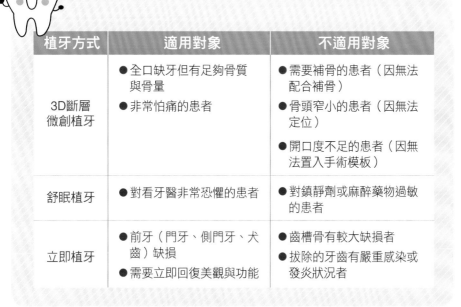

植牙方式	適用對象	不適用對象
3D斷層微創植牙	●全口缺牙但有足夠骨質與骨量 ●非常怕痛的患者	●需要補骨的患者（因無法配合補骨） ●骨頭窄小的患者（因無法定位） ●開口度不足的患者（因無法置入手術模板）
舒眠植牙	●對看牙醫非常恐懼的患者	●對鎮靜劑或麻醉藥物過敏的患者
立即植牙	●前牙（門牙、側門牙、犬齒）缺損 ●需要立即回復美觀與功能	●齒槽骨有較大缺損者 ●拔除的牙齒有嚴重感染或發炎狀況者

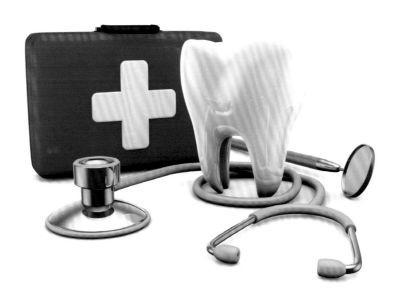

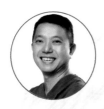 黃醫師的叮嚀：

❶ 微創植牙通過使用常規製模電腦輔助3D設計，它將在手術前向病患展示植體精確的位置和深度。

❷ 微創植牙可以在適當條件下植入植體後，隨即套上預先做好的牙冠或植體牙橋，擁有可即時行使功能的牙齒。

❸ 微創植牙可減少疼痛和腫脹，由於這項技術使用了不翻瓣的治療方式，能把創傷程度減低；相對傳統治療方式，大大減少了疼痛及腫脹的情況，擁有較短的復原時間，能立即恢復正常生活。

❹ 3D微創斷層植牙這種植牙方式傷口非常小，且術後疼痛感非常低；在治療過程中，皆由電腦評估並測量植牙相對平行度、人工植牙尺寸、假牙美觀度等等項目，如此可確保植牙的長期使用效果。

植牙前一定要知道
的幾個流程

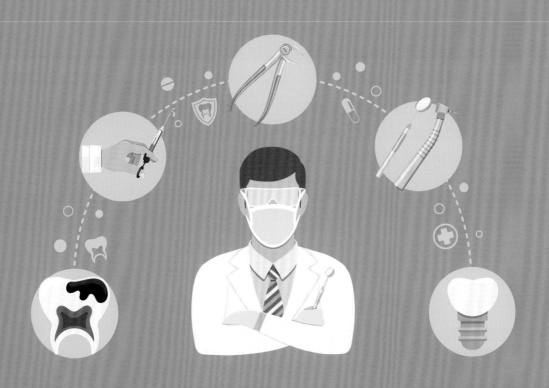

Part 1
人類神奇的第三副牙齒——人工植牙

　　植牙起源於1965年，發展至今已有半世紀；植牙的確是新興的牙科技術，也是缺牙患者不同於傳統假牙的新選項。目前植牙的技術與材料都有日新月異的進步，其實用性已十分接近真牙，手術成功率也逐年提升。

　　不若在歐美國家人工植牙已經相當普及，台灣引進植牙技術的時間較晚，再加上植牙費用比傳統假牙高，所以民眾對它仍抱持許多疑慮或不熟悉；有些民眾甚至對植牙感到恐懼，以為植牙是一項高度侵入性的大手術，手術過程必定伴隨著血腥、疼痛，以及漫長的恢復期等負面印象，其實真的是誤會大了呢！無論是人工植牙或傳統假牙，其使用年限一般都在5～10年，甚至多達20、30年以上；但以長時間對人體的健康效益和經濟效益相比，人工植牙的確是略勝一籌，值得被大力推廣。

　　目前植牙技術不斷進步，已經發展出多種微創型的無痛技術，不但傷口小（3～4mm）、手術時間短（約5～10分鐘），再加上植牙表面處理技術的改善，讓整個植牙的療程大幅縮短為3個月；有些情況輕微的患者，甚至可以當天拔牙、當天植牙，對缺牙患者來說的確是一大福音。

　　人工植牙的構造類似真牙，有人工牙根深植在齒槽骨內，每一顆植牙都完全獨立，並藉由齒槽骨來支撐咬合力，完全不會牽連左右兩邊的健康牙齒；而且植牙沒有蛀牙的問題，通常可使用的年限長達一、二十年，甚至更久，的確兼具實用與耐用的特色。就是因為上述這些優勢，彌補許多傳統假牙的缺點與後遺症，所以坊間將植牙美稱為「人類的第三副牙齒」。

Part 2

人工植牙基本的四個流程

步驟1：術前的評估

患者先以X光做全口攝影，協助專業牙醫師診斷與檢查，並進行臨床口腔內部檢查；針對骨質條件不足或必須全口植牙的患者，牙醫師會視其需要，做更精密的齒槽骨密

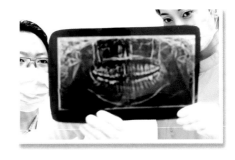

度、高度與寬度等的量測。如此一來，即可規劃出最適合患者的植牙方式與步驟，並製作患者專屬的手術模板，以做為日後植牙位置與放置假牙角度的重要依據。

步驟2：植入人工牙根

醫師會將患者的口腔內部局部麻醉，待麻藥開始作用後，會以微創手術在預定的牙根位置上，取下患者的微量軟組織和齒槽骨，並將金屬材質的人工牙根植入齒槽骨（如圖一）。

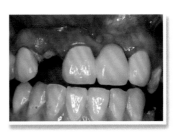

▲圖一

部分患者需要先做好骨質重建，所以就必須以翻瓣手術（需於術後一周拆線）或微創手術（不需要拆線）進行植牙。大部分的人工牙根其材質通常是鈦金屬，與人體的相容性極佳，並少有排斥的現象。

步驟3：印模製作專屬假牙

患者在等待齒槽骨和人工牙根二者可以完全生長密合的時間，大約1.5～3個月之久。待三者密合完畢，即可進行專屬的印模程序（如圖二），製作適合患者的假牙。

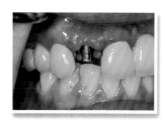
▲圖二

步驟4：口腔裝入假牙

假牙的製作時間大約需要5～7天，製作完成後的假牙即可裝置在人工牙根上方（如圖三），也是患者使用假牙的開始。

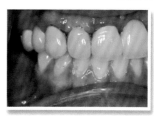
▲圖三

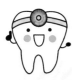

植牙的手術方式

牙醫師會針對每個患者的不同情況，手術的方式將有所調整。

患者在齒槽骨和牙齦狀態最佳的狀況下，可以「微創手術」來進行植牙，傷口可以小到只有0.5公分，再加上局部麻醉的效果，植牙的過程並不會感覺疼痛和壓力，傷口也只會微量出血；微創的手術過程比治療蛀牙或拔牙還輕鬆得多，有時候也比拔牙更快，只需要5分鐘就能完成。

但由於每個人的齒槽骨和牙齦高度不同，手術前會先照X光來確認患者的牙骨狀態。倘若已經有牙齦萎縮、齒槽骨密度、高度或寬度不夠的情況，就會建議使用「傳統的翻瓣手術」，此手術的傷口不會太大、需要縫合，手術時間也只需要5分鐘；此外，在植入牙根前就必須幫患者填補人工骨粉，以確保植牙能堅固耐用，也可避免發生鼻竇穿孔的危險。

Part 3
植牙所需時間

從人工牙根植入牙床到裝上假牙，所需時間取決於患者的齒槽骨條件；而每個人的身體及牙齒狀況不同，所以在與牙醫師充分討論後，就可訂定合適的治療計畫。

若齒槽骨的骨質高度及寬度皆處在非常好的狀態，則植入人工牙根後便可立即製作假牙；一般情況下，先以人工牙根植入後，下顎約6～8週、上顎則需3～4個月後，會做人工牙根接出的手術，並在術後1～2週後製作假牙部份。

但若齒槽骨的條件不好，則會先施作骨移植來增加骨頭的量，才能植入人工牙根，此療程至少要6～9個月，甚至一整年的時間。

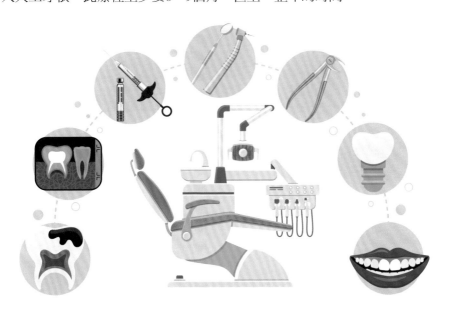

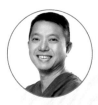 黃醫師的叮嚀：

❶ 一般施行人工植牙手術會分次進行，第一階段植入人工牙根，經過數個月的骨整合，再做第二階段，將支台齒接出來印模，再根據此模型製作假牙。每次療程時間長短視治療情況而定。

❷ 人工牙根與傳統固定假牙最大不同處就是不需藉由相鄰牙齒來做支撐，它能很穩固且永久使用。

❸ 植牙治療由術前的檢查至植牙手術，再到最後人工牙根的製作，整個療程需3～6個月的時間，其療程包含術前的口腔、全口數位影像檢查、口內的評估。

❹ 由於現階段植牙技術的進步，可縮短治療的時間，但其治療過程仍視植體生長的完整度而定，每個人恢復的時間也有差異。

10

植牙後要記得的
術後照顧及保養

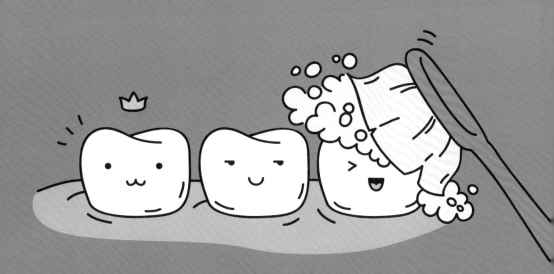

Part 1
這樣做，
牙齒可以一直用到老！

　　現代醫學進步，使得缺牙患者得以用人工假牙來代替，即使是牙齒掉光的老年人，仍然可以仰賴假牙正常飲食，以攝取足夠的營養，維持身體健康。假牙的材質和技術應用，近年來持續有新的進展，從外觀上看起來幾乎可以「以假亂真」，這實在是身為現代人的好福氣！

　　然而，不管假牙製作得多好，在生理功能上都不可能比真牙好，這是不爭的事實，也因此更突顯了真牙的珍貴。畢竟牙齒作為口腔中最重要的部分，一直以來都是口腔保健的重要項目；除了好好珍惜還沒有被「破壞」的牙齒，並佐以專業的牙齒護理工作，日常的牙齒保健也十分重要哦！

🦷 維持口腔衛生

　　每個人天生的牙齒質地都不同，有些人的齒質好且堅固耐操，就算是刷牙沒有刷得特別乾淨，到了老年時依然擁有完好的牙齒；但是有些人的齒質較脆弱，即使每天三餐後認真刷牙，還是可能年紀輕輕就開始有蛀牙。依照目前的科技，似乎還無法正確檢測出誰的齒質好、誰的齒質差，所以每個人都應該盡心盡力維持口腔衛生，才能遠離各

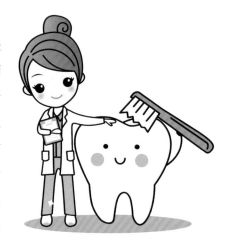

種牙齒與牙周疾病。

　　尤其人在入睡後，細菌在口腔溫度下降和唾液分泌量減少的情況下容易繁殖，腐蝕牙齒形成齲洞。因此，「睡前刷牙」一定要徹底，這對預防牙病、牙齒保健有重要作用。

使用潔牙輔助工具

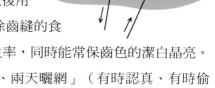

　　牙齒的保健並不困難，只要三餐飯後用正確的方式刷牙，同時配合牙線來清除齒縫的食物殘渣，就能降低蛀牙和牙周病的發生率，同時能常保齒色的潔白晶亮。值得提醒大家的是，若是「三天打魚、兩天曬網」（有時認真、有時偷懶）的牙齒保健方式，牙齒的疾病當然就會無孔不入了。

　　此外，在咀嚼食物的過程中，牙齒間隙經常夾進食物的纖維，這些「外來物」對牙齒和牙周組織都會有害，要透過刷牙和牙線進行清除，才能保持口腔乾淨衛生。

定期至牙醫診所清洗牙齒並做例行檢查

　　不論牙齒健康與否，每半年都應到專業的牙醫診所清洗牙齒，並做例行檢查；如有發現任何口腔疾病，一定要馬上接受治療，並依照醫師的叮囑按時回診。

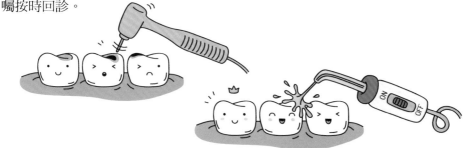

　　只有按照這樣的方式來做牙齒的清潔保養，才能提早發現蛀牙或牙周病的問題，並得以在治療的黃金期間內把問題徹底解決，避免病情持續擴大，或導致惡化。

🦷 均衡飲食

　　牙齒的發育離不開各種食物營養，不論是成人還是少年兒童，飲食都要多樣化、不偏食，才能維持口腔衛生和牙齒的骨質健康。要維持口腔健康可以多攝取含有維生素C、維生素D及鈣、磷等礦物質的食物，如芭樂、柳丁、奇異果、葡萄柚、牛奶、奶製品、糙米、骨頭湯、小魚等，皆是可強化牙齒功能的好食物。

　　另外，要少吃零食，尤其是甜食，吃零食不僅會影響正餐的進食，還會使食物殘留在牙齒的時間拉長，使那些腐蝕牙齒的微生物得以生長，加速牙齒的損害。

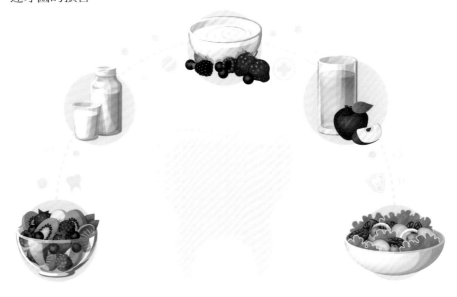

正確咀嚼和正確刷牙

咀嚼的正確方法是「雙側或兩側牙齒交替使用」，如此不僅可保護牙齒健康，還可以防止由於長期用一側咀嚼造成的兩側臉型不對稱。

而正確的刷牙方式為：將牙刷傾斜45度，壓於牙面與牙齦之間，刷毛盡量進入齦溝和牙縫間，然後順著牙縫豎刷，並輕輕旋轉刷頭，施力不要過大，按順序每個牙齒都要刷到，每次刷3分鐘。

良好的生活習慣

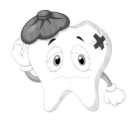

有些藥物會使牙齒發黃或釉質發育不全，易發生齲齒；天天抽菸也會讓牙齒變黃且損害骨質健康。此外，不要用牙齒開啟瓶蓋等堅硬物品，或是常常咬硬果類的食物，防止牙齒損傷；還要選用保健牙刷，保健牙刷刷毛柔軟有彈性，是不損傷牙齒和牙齦的健齒必備工具。

另外，茶葉中含氟，是預防齲齒作用很好的物質，常飲茶水或以茶水漱口，可收到護齒和清潔口腔的作用；若是飲用含糖飲料，則記得飲用完就要及時漱口，以防止飲料中的糖份「銹蝕」牙齒。

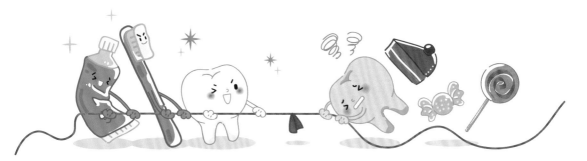

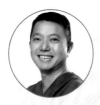 黃醫師的叮嚀：

❶ 植牙的傷口大約2～3星期就會完全復原，在這期間保持口腔清潔可減少傷口細菌感染的機率，也能幫助人工植牙手術更佳順利進行。

❷ 剛植完牙的前3天，請避免應酬、抽菸、喝酒等會刺激傷口的活動。

❸ 人工植牙的傷口與一般拔牙的傷口相同，傷口甚至比拔牙要小很多。

❹ 人工植牙手術期間可多吃些營養的食物，盡量使用未開刀的另一側咀嚼，畢竟傷口還沒復原，所以小心使用是最好的。

❺ 隨時維持口腔的清潔，尤其植牙後需注意牙齒的清潔保養。

❻ 需注意不能吃太硬的東西（像是骨頭、硬殼類），或是會使牙齒受到損害的食物都要避免。

❼ 需定期到醫院檢查，才能及時去除牙齒上的牙菌斑和牙結石，同時讓醫師檢查是否有異常狀況。

11

這樣做，
可以提升植牙成功率

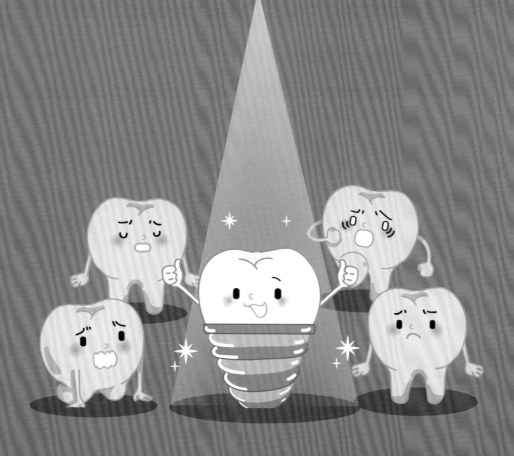

Part 1
術前評估

　　人工植牙的問世確實造福許多牙科重症的患者，透過拔除爛牙換成植牙，不僅免除病患漫長痛苦的治療過程，也能避免患者因為做牙橋而傷及健康鄰牙。再一次提醒大家，牙齒的疾病沒有做好控制就貿然植牙，就像是還沒打好地基就要蓋房子一樣，結果必會衍生出許多不良的後遺症。

🦷 植牙成功率平均在95％以上

　　因為人工植牙已經越來越普遍，目前人工植牙的成功機率平均都在95％以上，缺牙患者對人工植牙的接受度及信任感已日益提升，甚至許多原本使用傳統固定式假牙、活動式假牙的患者，也改用人工植牙取代舊式的缺牙治療。而要提升人工植牙成功率及延長使用年限，關鍵因素就在於完整的術前評估。

　　專業牙醫師在進行人工植牙術前會執行整體口腔評估，仔細評估缺牙區的骨質及骨量是否有足夠的植牙空間、牙周健康狀況、咬合狀況等。許多人長期缺牙未補，到診時，缺牙區的鄰牙已向缺牙處傾倒、歪斜，在進行人工植牙前，當務之急便是先進行齒列矯正，以規劃出足夠的空間進行人工植牙。

　　另外，像是骨質密度過低、牙周病等問題，在進行手術前，也務必接受醫師適當的術前療程，將牙骨及牙床的健康狀況調整到最適合接受人工植牙手術，才能有效降低植牙失敗的風險。

　　除了口腔狀況，在術前評估時，牙醫師也會深入了解植牙病患是否患有慢性疾病，如糖尿病、高血壓、心臟病等，及是否正在接受放射治療，慢性病患者並非都不適合人工植牙，相反的，只要經過牙醫師仔細評估，並安排適當的植牙計畫，慢性病患者一樣能夠透過人工植牙手術重獲健康好牙，也因為飲食狀況改善，而能進一步提升身體健康狀況！

　　植牙術前評估，除了是讓牙醫師了解患者的口腔狀況、健康狀況之外，另一方面，患者也可利用術前評估，和醫師進行充分溝通、諮詢，了解自己的植牙計畫，有效降低對植牙手術的恐懼與不安。

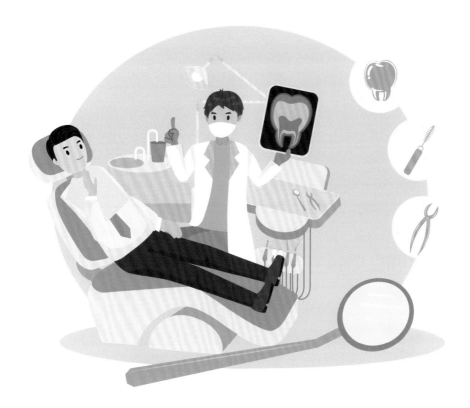

Part 2
先治療並控制牙周疾病

植牙手術前若沒有做好牙周病控制，就如同在垃圾場旁蓋豪宅，植牙效果令人擔憂。民眾若想了解自己是否罹患牙周病，可先到牙科診所或醫院拍攝全口環頸X光，或請牙醫師以牙周探針檢查牙周囊袋，如果牙肉與牙根的間隙深度超過0.5cm，就是罹患牙周病的典型徵兆。

牙周病初期症狀會出現牙齦腫脹、牙齦易出血，若是放任不管，就會有牙縫變大、牙齒鬆動，甚至咬合改變等情形。一旦進入中、重度的牙周炎時，牙周病菌會引發患者自身免疫系統過度反應，在殺死牙周病菌的同時，也會破壞牙肉與齒槽骨，造成牙齒大量脫落。

🦷 牙周病元兇──牙菌斑

牙齦異常出血可能是牙周病作祟。經醫學證實，牙菌斑是造成牙周病的主要元兇，常見牙齦紅腫及容易出血等問題，常見的成因包括局部性原因，還有如抽菸、齒列不整齊等，其他像是藥物、懷孕等，也都可能造成。若不接受適當治療，嚴重時可能導致牙齒脫落。

牙周範圍涵蓋牙齒附近，包含了牙齦、牙周韌帶、牙槽骨、牙骨質，當這些組織有了問題便稱為「牙周病」。造成牙周疾病的成因很多，常見為牙菌斑和牙結石影響，且牙結石使牙菌斑更易附著在上，當牙菌斑和牙結石形成後，壓迫牙齦與齒槽骨，使得齒肉與齒槽骨萎縮，齒根外露，齒肉與牙齒分離形成囊袋，引發為紅腫熱痛、化膿、牙齒鬆動等現象。

牙周病的治療

傳統治療牙周疾病，主要藉由超音波洗牙以及牙根整平術，以清除牙根表面上的牙結石及病菌，但通常很難徹底消滅，往往兩個月後又會再度復發。醫師在治療中、重度牙周病時，會考慮「三合一雷射牙周療法」（M.C.P.），也就是同時運用機械（Mechanical）、化學（Chemical）及光能（Photo）三合一的雷射牙周治療，達到「除菌務盡」，避免細菌再度滋生。

M.C.P.治療主要是利用新式的超音波骨刀，清除傳統超音波洗牙無法清理乾淨的深層牙菌斑及牙結石，再以雷射光束作全面瞬間消毒滅菌，術後再將長效性的抗生素藥劑注入牙周囊袋中，徹底殺死殘存牙周的病菌，同時抑制其生長。

不過，重度牙周病光靠洗牙並無法根治，最好採用進階療法改善牙周問題。若患者已發生牙齒脫落，牙周病治療後應進行人工植牙、矯正齒列，否則缺牙部位將會成為牙周病菌未來滋生的溫床。

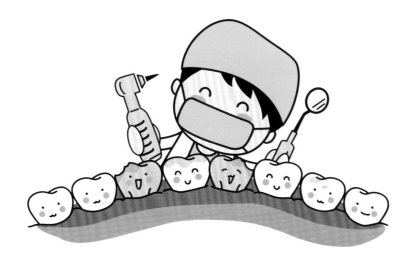

Part 3
骨整合是重要基礎

想要植牙不會痛，又要植牙的成功率高，這兩全其美的境界，就一定要找合格且專業的牙醫師。目前坊間可見不少以強調「免開刀植牙」為號召，標榜不需經過骨整合就能快速完成植牙過程的療法，其實，在骨床尚未整合完成即進行飲食，通常會引發植牙後不適、疼痛、出血，最後引發植體的牙周炎，讓植牙的成功率降低，並導致植體失敗，這是許多經歷這類植牙模式的慘痛教訓。

近幾年來，植牙的技術日趨成熟，也造福不少無牙之苦的患者。其實，植牙就是將各種不同材質的人工牙根，以手術方式鑲嵌在牙床骨頭上，以替代自然的牙齒，可以單顆，也可以連續數顆做牙橋固定，不需磨小鄰近的健康牙齒，人工牙根的好處在於可以持久使用，也會比活動假牙在咀嚼食物上更有力。

穩固而堅硬的基礎

植牙可說是一項非常精細的醫療技術，正統的植牙是將類似牙根的長柱體，經由手術旋入牙床骨內，如果施行上顎竇提高術，骨床整合依其手術複雜度，最好需等待4～12個月，下顎至少等待2～6個月，齒槽骨才能與人工植體緊密結合，直到骨整合完畢後再進行二接手術，將露出的人工植牙與假牙根連結縫合完成，再等1～2個月讓牙齦癒合完成，就可以重建假牙，擁有像真牙般自然的贋復體。

　　坊間有標榜快速植牙或是當天裝上可立即進食的療法，但這些「快而不實」的手法，讓病患總感覺有刺刺的不適感，加上骨整合狀況尚未完成，有些患者甚至有咀嚼時無力的感覺。如果持續使用這些「不牢固的植牙」，可能會引發植體牙周炎，一般最多只能撐1～3年，植體即會產生疼痛與動搖等問題，除了造成患者嚴重飲食困擾，植牙失敗也將隨之產生。

　　專業的牙醫師在為患者進行植牙手術前，要先做好充分的準備，包括：植牙前先判斷好植牙的最佳位置，利用先進的電腦斷層掃描儀器來了解骨床密度、血管的分佈，做好「一次到位」的充分評估，如此一來，才能避免在植牙過程中可能出現打破骨板還要再找其他位置植入的傷害。

🦷 正當的填補骨粉

　　醫師會視患者本身骨床條件的好壞，來決定是否必須填補骨粉，若是骨床條件許可，可採取快速植牙法來省去補骨的過程；這樣做費用較低，也能暫時解決無牙的問題，但相對未來使用期限不會太長，必須有心理準備。

　　植牙需填補骨粉的範圍愈大，術後紅腫情況相對會愈嚴重，如要盡可能減少不適感，牙醫師可在骨床處理完畢後，利用雷射細緻醫療處理牙周及牙齦，就能事半功倍，除能促進骨質再生，還可將口腔內植牙的牙周區塊都一併做滅菌處理，疼痛度就會大大降低。但是此療程須有經驗豐富的雷射專科醫師進行，以避免因經驗不足將牙床骨打到壞死，反而遭致反效果。

　　因為植牙費用普遍不低，所以手術完畢後最好遵照醫囑，如此疼痛的復原期也會縮短；千萬記得，菸、酒是術後的禁忌，其他的基本照護包括少講話讓口腔休息、少吃辛辣食物等，都能有效減少傷口紅腫的現象。當然最重要的還是，植牙前最好慎選具專業經驗、醫德的牙醫師，才是享有完善醫療的正確之道。

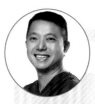

黃醫師的叮嚀：

❶ 成功的植牙需要經過層層關卡，包括牙周病的治療、骨質評估、3D電腦斷層掃描及保養清潔等。

❷ 植牙前需做牙周病的檢查，輕微的牙周病會侵犯牙齦，如未及早治療，會破壞骨質與齒槽骨，所以有牙周病的患者在植牙前一定要先治療牙周病，否則牙周病的細菌可能沿著植體侵襲牙床骨，最後導致骨質流失，使植體失敗。

❸ 植牙前的骨質評估也很重要，通常缺牙越久，骨質流失的情況越嚴重，一旦齒槽骨寬度不夠，植牙的成功率將大大降低。

❹ 前置作業中的3D電腦斷層掃瞄，可幫助醫師精確了解病患口腔的骨頭厚度、高度、密度，除增加植牙的成功率，也減低病患對植牙手術的恐懼。

❺ 植入人工牙根後，需有4～6個月的癒合期，使牙床與周圍的骨頭穩固結合後，就可為人工牙根加上接椿，在製造牙冠與牙橋之前，先印模並製造符合患者功能的恆齒後，就可裝上義齒，完成人工植牙手術。

12

All on 4、6、10
植牙技術的比較

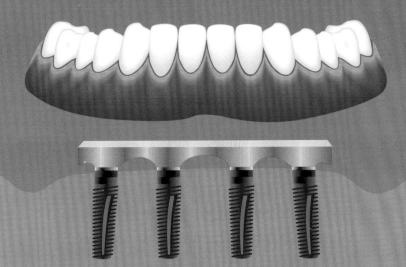

　　這幾年來，越來越多的患者回來詢問有關於「All on 4、6、10」的相關問題，這一個章節，我們將來綜合討論與比較這三種手術的使用時機、優點與缺點。

　　「All on 4」這個技術，是在西元 1998年由葡萄牙的醫師 Dr. Paulo Malo所設計發明的，至今已經有20年的歷史。筆者也在西元2013年，在葡萄牙 Dr. Malo 的診所，一起進行臨床工作，使用這個術式為病人進行手術與製作假牙。

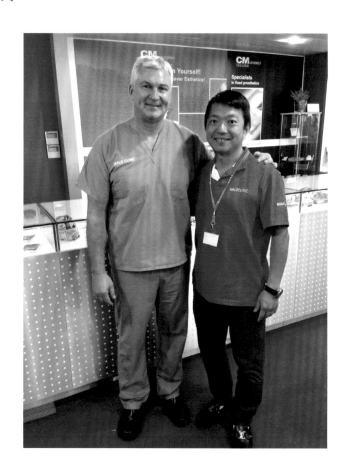

Part 1
All on 4 的發展歷史

　　「All on 4」是用4顆植牙來撐起全口一件式植牙假牙，前面兩顆植牙放直的，後面兩顆植牙放斜的，是傳統的 Hybrid Implant-supported denture 的一種變革。

　　在西元1965年，植牙剛發明的年代，當病人需要全口植牙的時候，就會選擇Hybrid implant-supported denture。 顧名思義，這個術式就是把病人新製作的假牙鎖在6顆植牙的上面，用植牙來支撐，而不再用牙肉來支撐。這6顆植牙，都是擺直的，並非有角度的、斜斜的植牙。因為當年材料學的限制，這種假牙的材料與全口假牙很接近，所以稱之為「Hybrid implant-supported denture」。

　　這種「Hybrid implant-supported denture」在植牙早期是主流，但因為它有以下幾個缺點，慢慢就淡出市場了。

　　1.需要有良好的骨頭條件，包括寬度與高度，且植牙必須平均種植於上顎或下顎：受限先天的解剖構造，於上顎有上顎竇，下顎有神經孔的位置，導致骨頭的條件不夠好，讓患者無法植牙；或是只有單側可以植牙，另一側沒有條件植牙；或是前牙條件不夠，無法植牙，因為植牙必須平均分散於牙床。總而言之，患者的骨頭條件若不夠完美，就無法使用「Hybrid implant-supported denture」。

　　2.假牙的強度不夠好：早期的假牙使用樹脂做成，現在的假牙使用陶瓷，或是全鋯去製造，強度相對好很多。

3.假牙設計的自由度不佳：植牙假牙難免會有破損，需要送回工廠維修。在維修期間，病人通常希望有一副臨時假牙可以繼續使用，可以吃東西。「Hybrid implant-supported denture」假牙是一件式的，如果拿下來送回工廠維修，就沒有假牙可以使用了。現在的假牙使用陶瓷去設計，可以做成兩件式，或是三件式，自由度相對高很多。如果一部分的假牙破損，送回工廠維修，還有其他的牙齒可以繼續使用，進食不會有問題。

4.植牙假牙螺絲承受耐力低：植牙假牙的設計方式，是藉由一個植牙假牙螺絲，將植牙假牙鎖到植體上面。所以，植牙假牙螺絲承受耐力越高越好，病人放心，醫師也放心。「Hybrid implant-supported denture」植牙假牙螺絲的承受耐力只有15個單位，現在的植牙假牙螺絲承受耐力有35個單位，比較穩定，比較不容易發生假牙鬆脫的問題。

所以，當年的Dr. Malo因為以下的幾個概念，而研發「All on 4」術式，其優點如下：

1.避免補骨：因為上頜竇在上頜的兩側後方，4顆植牙裡面2顆後面的植牙故意放斜的，就可避開上頜竇補骨。

2.躲開神經孔：在下頜兩側的小臼齒區域，兩邊各有一個神經的出口，4顆植牙裡面2顆後面的植牙故意放斜的，可躲開神經孔。

3.減少蹺蹺板原理：因為後面2顆植牙放斜的，可以讓後面的假牙部分減少蹺蹺板原理。

4.四腳定位最穩定：如同椅子一樣，四腳定位更可以承受來自前後左右的側方力量。

關於「All on 4」這個術式，說明如下：

手術的部分：在前方，左側與右側各放1顆直的植牙；在後方，左側與

右側同樣也各放1顆植牙，上頜躲過上頜竇，下頜躲開神經孔。而因為這個術式需要定位更多的解剖構造，所以需要經驗更豐富的手術醫師來執行。

假牙製作的部分：經過植牙取模、校正植牙相對關係、假牙垂直高度的設定、排牙試戴、假牙金屬牙架的完成等等流程，就可以完成一組「All on 4」的一件式全口植牙假牙。

同樣的，「All on 4」的一件式全口植牙假牙，少了假牙設計的自由度，而且使用小號的植牙假牙螺絲，承受耐力只有15個單位，比較容易發生假牙鬆脫與牙齒脫落的狀況。還因為在假牙製作的過程中，牽涉到全口重建的觀念與定位植牙彼此的相對關係，所以需要經驗更豐富的牙醫師來執行。

黃女士 術後

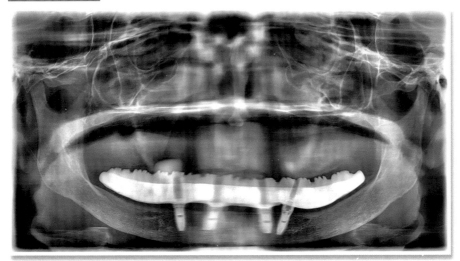

Part 2
All on 6 的發展歷史

「All on 6」是利用6支植牙來撐起全口植牙假牙，這6支植牙是放直的，植牙假牙可以分成兩件式或三件式來設計，所以相對的假牙設計自由度比較高。

「All on 6」是 Hybrid implant-supported denture的進化版，因為舊的Hybrid implant-supported denture使用的是樹脂牙，而且是一件式的植牙。手術的部分，「All on 6」的植牙放法、手術方法跟舊的Hybrid implant-supported denture是很接近的手術方式，唯一的差別是假牙的設計會用陶瓷假牙來製作。

「All on 6」需要在全口放6顆植牙，而且這6顆植牙都需要平均分散來擺放，所以相對的，對病人的骨頭狀況要求較高，需要有足夠的寬度與高度才能做「All on 6」。執行「All on 6」，通常會製作12顆假牙，就是做到第一大臼齒的位置，假牙材料會使用金屬燒覆陶瓷來製作，所以美觀度非常好，而且強度相對也不錯，「All on 6」的植牙假牙螺絲耐受力是很高的，可以到達35個單位，因為是用陶瓷來製作，所以不會像「All on 4」有樹脂牙從牙架脫落的問題。

「All on 6」因為對患者的骨頭要求相對比較高，所以對於手術醫師的難度而言，相對「All on 4」與「All on 10」是比較容易的，因為不需要補骨；在假牙醫師的部份，因為需要校正植牙相對關係，也是全口重建的假牙製作，所以也需要經驗更豐富的假牙醫師來執行。

李先生 術後

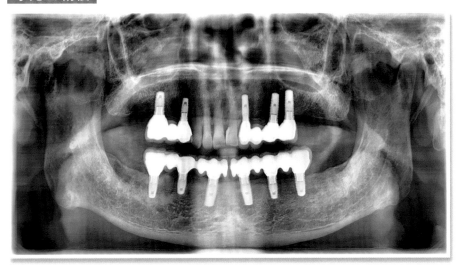

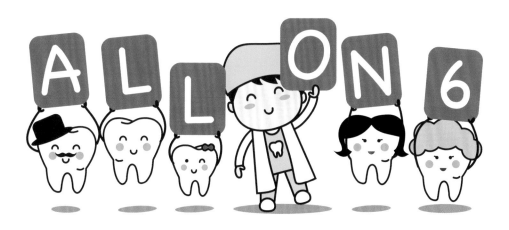

Part 3
All on 10 的發展歷史

　　「All on 10」事實上是從植牙發明當時就開始使用的技術，「All on 10」對於患者的骨頭條件要求沒有那麼高，因為可以藉由補骨來彌補一部份患者骨頭的缺損，「All on 10」需要在全口擺進10顆植牙，這10顆植牙是擺直的，因為有了10顆植牙，所以我們可以將假牙設計為三件式、四件式，所以相對假牙的設計自由度很高，日後萬一假牙有任何狀況需要維修，可以用臨時假牙來替代，就跟現在自然牙的修復方式很雷同。

　　「All on 10」通常會製作14顆假牙，而且利用金屬加上陶瓷來製作，所以假牙的強度很高，同樣的，「All on 10」植牙假牙的螺絲耐受力很

鄭先生 術後

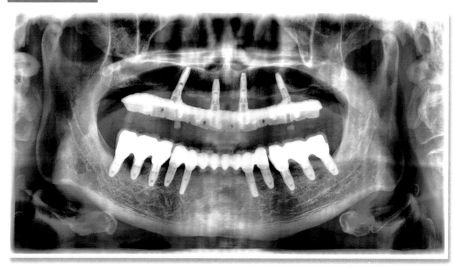

好，可以達到35個單位，而且美觀度非常高，患者的滿意度很高，咬合力也會很強，因為「All on 10」是用陶瓷來製作，所以不會有樹脂牙從牙架脫落的狀況。

「All on 10」因為對患者的骨頭條件要求相對沒有那麼高，所以對於手術醫師的挑戰度相對就會比較高，或者需要先補完骨頭之後，等骨頭都長好了、成熟了，再進行植牙手術；「All on 10」對於假牙醫師而言，也需要校正植牙相對關係，屬於全口重建的一環，所以對於假牙醫師的難度要求也是相對比較高的，因此也需要經驗豐富的牙醫師。

最後放上一個比較表格，讓各位讀者可以更清楚這三者的差異。

	All on 4	All on 6	All on 10
骨頭條件要求	高	高	低，可補骨
全口植體數目	4	6	10
植牙角度	2直、2斜	6支直的	10支直的
自由度	低	高 (勝)	高 (勝)
假牙設計	一件式	兩件式；三件式	三件式；四件式 (勝)
蹺蹺板原理(Cantilever)	有	無 (勝)	無 (勝)
手術難度	高	中	高
牙齒數目	12	12	14 (勝)
假牙材質	樹脂＋金屬	陶瓷＋金屬	陶瓷＋金屬
假牙強度	弱	強 (勝)	強 (勝)
植牙假牙螺絲耐受力	低；15單位	高；35單位 (勝)	高；35單位 (勝)
美觀度	很好	很好	很好
樹脂牙從牙架脫落	有可能	不會 (勝)	不會 (勝)
假牙製作難度	高	高	高

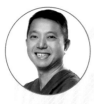 **黃醫師的叮嚀：**

❶ 「All on 4」是一件式的植牙假牙，少了假牙設計的自由度，且使用小號的植牙假牙螺絲，承受耐力只有15個單位，比較容易發生假牙鬆脫與牙齒脫落的狀況。而在假牙製作過程中，因牽涉到全口重建的觀念與定位植牙彼此的相對關係，所以需要經驗豐富的假牙醫師來執行。

❷ 「All on 6」對患者的骨頭要求比較高，所以對於手術醫師的難度而言是比較容易的，因為不需要補骨；在假牙醫師部份，因為需要校正植牙相對關係，也是全口重建的假牙製作，所以需要經驗豐富的假牙醫師來執行。

❸ 「All on 10」對患者的骨頭條件要求相對沒那麼高，所以對手術醫師的挑戰度相對就會比較高；「All on 10」對於假牙醫師而言，需要校正植牙相對關係，屬於全口重建的一環，所以也需要經驗豐富的假牙醫師來執行。

植牙成功個案
這樣說

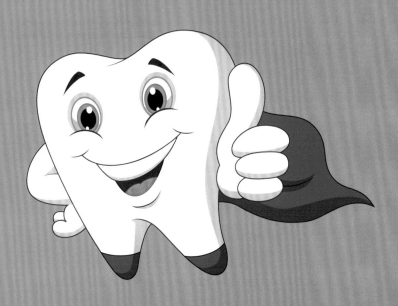

友達晶材供應鏈管理處處長蔡忠達

記得在2005年某一天，因牙痛問題到「黃經理牙醫診所」報到，一般人看牙前都會有種莫名的恐懼感，我也不例外。不過當我到了診所，看到「黃經理牙醫診所」的招牌，內心想著，這個診所的名字也太有趣了，想不到「黃經理」正是診所院長的名字，當下內心的不安瞬間少了許多。

「蔡先生，換你囉」，躺在診療室椅子上等待黃醫師的同時，心裡一直盤算著，到底要張大嘴巴多久，才能搞定我的牙痛問題（以前看牙的經驗至少要張大嘴巴1個小時以上，那是很煎熬的）。黃醫師先簡單看完我的牙齒後，請助理幫我拍X光片，坐回診療椅後再詳細跟我解說牙齒的狀況及他建議的幾種處理方式。

當初會選擇價錢較高的植牙，其實是希望牙齒的問題可以一勞永逸，比較起一般假牙平均只有5～7年的使用壽命，我更希望能一次把問題解決，且在黃醫師專業的解說下，讓我對植牙更有信心。

如黃醫師所說，人工植牙雖已有數十年的歷史，植牙的成功率在95％以上，甚至達到98％～99％都不是太大的問題。但根據研究報告統計，要達到如此高效率的植牙結果，手術前必須經過很嚴格的條件篩選和控制。

除了專業的解說外，黃醫師有著幽默風趣的談吐，讓病患原本緊繃的心情頓時輕鬆不少，結果第一次植牙僅花了約30分鐘就完成了植體的安裝，接下來的牙冠取樣及安裝也都很順利完成。讓我覺得最耳目一新的是，黃醫師助理的專業素質也都很棒，我提出的疑問大多能得到清楚且合理的答案。也因為此次植牙的過程非常順利，我太太後續有牙齒的問題，我也請她直接諮詢黃醫師，確認是否用植牙的方式一次搞定牙齒問題。

　　與黃醫師慢慢熟悉之後，更瞭解到黃醫師十分熱愛戶外活動，在此也感謝黃醫師在2012年2月的一通電話，讓我和另一位好友陳先生一起踏入鐵人三項的世界。其實鐵人三項真的是一個考驗個人意志力及鍛鍊身心的戶外活動，幾次與黃醫師和一群同好一起到台東參加鐵人三項，讓我更進一步瞭解到黃醫師對於目標的堅持，以及積極正面的人生態度。

　　我想，一個好的醫師不但要有專業的素養，更重要的是要有好的心理素質，有好的心理素質指的是用積極樂觀的態度去面對所有生活中的事情，對目標堅持，醫師的熱情絕對能讓病患暫時忘卻病痛，更有信心一同面對問題。黃醫師撰寫這本介紹植牙的書，深入淺出，能讓你更進一步認識植牙相關知識，祝福大家都能有一口健康的好牙，可以享受各式各樣的美食。

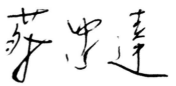

藝人林秀琴

缺牙問題困擾了我很久，原本不以為意，最後深深造成工作及生活上的困擾，讓我不得不去正視它！

大家都知道最好的行銷就是口碑，我算交遊很廣闊吧，經由朋友的用力推薦加上人格保證，我南下到台中找黃醫師做了植牙諮詢，在台北的朋友都覺得很奇怪，台北的植牙名醫、權威就有很多選擇，怎麼會每次看診都要坐高鐵來台中找黃醫師呢？殊不知，名醫易尋、良醫難覓，我們這位黃醫師雖然年輕，但學歷及植牙臨床經驗可是赫赫有名！

從開始諮詢植牙計劃到第一次植牙，就讓非常怕痛的我大出意料之外！因為黃醫師精準的植牙技巧，讓我在以為還沒開始時手術就已經結束了，我的缺牙重生了，黃醫師「以牙還牙」的技術讓愛美食的我，現在可以用如同真牙的牙齒來徹底享用。更令我驚訝的是，植牙之後咀嚼功能變好了，連臉型也更上相了耶！

我認為美女的牙齒就要如貝殼般潔白純淨，在這個注重外型、型男正妹如潮水的演藝環境裡，牙齒可謂是創造好印象的首要關鍵！完美的微笑曲線可以為我帶來觀眾緣及好感。感謝黃醫師幫我重建自信，給了我現在這一口超靚的皓齒，如今他要出書了，我當然義不容辭當見證！

想要了解植牙前中後的大小事，您就一定要擁有這本實用的工具書，時時熟記外加經常翻閱，您會了解植牙的重點跟好處真是說不完。找到黃醫師，讓我們的笑容隨時隨地都無懈可擊！

美食旅遊「剎有其食」部落客石小剎

　　我是一個美食旅遊部落客，常常受邀出國採訪，將所見所聞寫成部落格上的文章跟大家分享，就因為「吃」是我工作的一部分，也常常要面對媒體，所以讓我更重視牙齒保健，在黃經理院長與其醫療團隊的協助下，我進行了長達半年的植牙療程，恢復極佳的咀嚼功能，也不再擔心缺牙被看到。

　　國中時曾經到住家附近的老牙醫診所矯正牙齒，帶了傳統鐵絲型牙套長達兩年，吃飯時很麻煩，怕卡菜渣，每個月換線也要忍受疼痛，從此對看牙醫這件事產生陰影，光想到牙醫如電鑽的聲音就覺得害怕，有幸認識黃院長，才能解決長年困擾我的牙齒問題。

　　說來也不怕大家笑，我人生的第一次洗牙也是獻給他們；在黃院長醫療團隊的細心照料下，讓我覺得植牙並不如想像中可怕。我的狀況是左邊第一臼齒缺牙，第二臼齒又被長歪的智齒壓到，清洗不易造成蛀牙，黃院長建議我把智齒跟這顆快壞死的臼齒拔掉，直接植兩顆牙進去，就可以解決這個問題，評估之後我決定接受黃院長的建議。

　　接著就開始安排一連串的療程，每一次約診前他們都會電話提醒，結束之後也會不厭其煩的來電詢問狀況，非常親切，讓人更驚訝的是，這群優質團隊都非常年輕，加上時尚感的診所，及擁有現代化與數位化的先進設備，感覺好像到了高級俱樂部參加派對一樣，尤其黃院長的植牙技術非常好，刀刀精準，傷口很小，沒流什麼血，植牙結束時我還懷疑真的好了嗎？術後恢復也很快，第二天就開始正常飲食了，讀者們也很關心我的植牙狀況，所以我寫了植牙日記跟他們分享，並鼓勵大家即早面對牙齒的問題。

　　知道黃院長要出書，我覺得真是所有關心牙齒保健者的一大福音，尤其這幾年植牙很流行，大家對植牙知識有更多需求，只是資訊太多有時難以分辨真假。黃院長是全國少數具備留美學位的專業植牙醫師，更有豐富的臨床經驗，也常上各大節目宣導牙齒保健的重要性，頗具知名度，還願意將多年經驗寫成專書，提供讀者們正確的植牙觀念，這必須是相當專業且具愛心的醫師才能做到的，真可說是仁醫風範。我很榮幸能為黃院長做見證，也期待他能繼續為牙齒保健把關，當大家的口腔守護神！

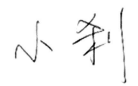

電視電台財經暨運動評論員許維智

「黃經理牙醫診所」，乍聽這名稱，一般人都會疑惑這到底是醫師的名字還是專業經理人開的牙醫診所？去年經由長輩也是黃院長中山牙醫系學長的推薦，至黃醫師診所診治，本人因為擔任專業講師及媒體工作之故，時常受邀演説或參與電視與電台訪談，面對鏡頭自然會在意牙齒是否好看，或會否影響説話功能，在黃經理院長與陳柏均副院長及賴怡妏醫師等醫療團隊的合作下進行長達半年的療程，透過植牙與修整補綴物（全瓷冠假牙），終於恢復極佳的咀嚼功能與美觀。

之後，我所屬的台中飛碟電台聯播網，多次邀請黃院長醫療團隊至電台闡述牙齒保健與植牙觀念，獲得廣大迴響，也在TVBS財經節目與黃院長同台，教育大眾如何做好口腔保健，黃院長不會以艱深的醫學名詞做解釋，採用説故事的方式在電台與電視等媒體宣揚口腔衛生保健。

大部分人將看牙醫視為畏途，本人也不例外，尤其坐在診療椅的緊張與不安，但是在黃經理牙醫診所內部的氛圍與診療環境，讓患者寬心不少，醫療團隊所有同仁都非常親切，且這群優質團隊成員都非常年輕，加上現代化與數位化的診所設備，如同到高檔俱樂部參加聚餐，做牙齒保健形成一種風尚！

尤其這幾年流行植牙，到底醫師是否具備專業技術，經驗與口碑又如何？現代人資訊流通很容易，自然會上網徵詢或問周遭朋友，黃經理院長在中部具高知名度，本身又是少數具備留美學位的專門植牙醫師，許多臨床案例更是累積豐富的經驗，為了讓更多人有正確的牙齒保健知識與植牙觀念，黃院長將多年的經驗寫成專書，提供民眾對於植牙的正確看法，可

說是牙醫界創舉。

　　黃院長不僅是台中之光，也是另一位台灣之光，他能夠把植牙資訊無私地告訴所有人，這必須是相當專業且具愛心的仁醫方能如此，期待黃院長為台灣牙醫界在口腔衛生保健繼續幫民眾把關，提供植牙疑問諮詢，活力十足像個健康寶寶的黃院長，是我們最佳的口腔守護者！

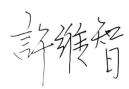

台中亞緻大飯店公關部經理江夢怡

最佳口腔保衛守護者、五星級貼心服務，令人安心。

因為工作的關係，親切的笑容是服務業必備的條件，美觀的牙齒更是極為重要的門面，但牙醫師卻是我從小到大最為畏懼的人，相信很多人就如同我一樣有著非常多難忘的看牙經驗，為了找到一家好的牙醫診所，更是費了不少心力。

一次因緣際會，在工作場合因友人介紹認識了黃經理牙醫師，黃院長爽朗的個性，當他與我談論到此領域的事務時，那份專業與耐心真的讓我對牙醫師的舊印象整個大大改觀！且黃院長將自己的診所當成與我相同的服務業類別，替病患設想的貼心理念，更是與我們這行業不謀而合。

當我因牙病需要專業診療時，第一個就想到黃醫師，從一開始電話預約就留下極深刻的印象，服務小姐親切有禮，再到診間時，每個環節都讓人對黃院長的醫療團隊留下深刻印象，其服務與其專業都可與五星級飯店媲美。

黃院長因其豐富的臨床經驗與醫術，受到各大媒體爭相邀約談論植牙議題，備受大家推崇與信賴，這次能將其所學集結出書，更讓我相當佩服。我相信，唯有如同「黃經理牙醫診所」的專業醫療品質及細心有禮的服務，才能瞭解每位病患的植牙需求。這次，黃院長匯集其在植牙領域之專長，出了這本非常詳盡的植牙專業書籍，讓大家能更深入了解植牙，也讓大家都能擁有牙齒保健及植牙的正確知識及觀念；誠心向您推薦這本好書。

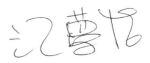

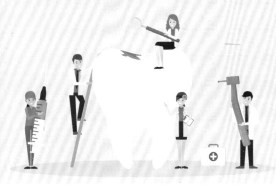

國家圖書館出版品預行編目資料

植牙前必須知道的12件事 / 黃經理著. -- 增訂一版.
-- 新北市：金塊文化, 2018.05
152面 ;17 x 23公分. -- (實用生活 ; 40)
ISBN 978-986-95982-1-7(平裝)
1.牙科植體 2.口腔衛生 3.口腔疾病
416.955　　107006030

實用生活
40

植牙前必須知道的12件事

增訂版

金塊 文化

作　　者：黃經理
發 行 人：王志強
總 編 輯：余素珠
美術編輯：JOHN平面設計工作室

出 版 社：金塊文化事業有限公司
地　　址：新北市新莊區立信三街35巷2號12樓
電　　話：02-2276-8940
傳　　真：02-2276-3425
E - m a i l：nuggetsculture@yahoo.com.tw

匯款銀行：上海商業銀行 新莊分行（總行代號 011）
匯款帳號：25102000028053
戶　　名：金塊文化事業有限公司

總 經 銷：創智文化有限公司
電　　話：02-22683489
印　　刷：大亞彩色印刷
增訂一版：2018年5月
定　　價：新台幣290元

ISBN：978-986-95982-1-7（平裝）